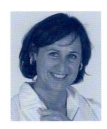

Karin Albrecht Stretching-Expertin, Autorin und Ausbilderin für die Themen Körperhaltung, Stabilität und Beweglichkeit. In der star – school for training and recreation ist Karin Albrecht als stellvertretende Geschäftsführerin tätig, ihre Hauptaufgabe ist jedoch das Ausbilden und die Weiterentwicklung von Lehrinhalten.

International arbeitet sie als Ausbilderin und Referentin überwiegend im deutschsprachigen Raum. Als Gastreferentin war sie in Korea und Japan tätig, das Buch *Körperhaltung* ist auf Japanisch erhältlich.

Für die star hat Karin Albrecht, zusammen mit Maja Rybka, das neue, moderne Bewegungskonzept Antara® entwickelt.

Karin Albrecht ist Prüfungsexpertin des Schweizerischen Fitness- und Gesundheitsverbands bei den eidgenössischen Berufsprüfungen für Fitnessinstruktoren.

Ihr Unterricht basiert auf neuesten wissenschaftlichen Erkenntnissen und auf ihrer langjährigen praktischen Erfahrung.

Sie ist Autorin zahlreicher Publikationen, unter anderem von anerkannten Lehrbüchern:

- *Stretching und Beweglichkeit – Das neue Expertenhandbuch* (Albrecht/Meyer)
- *Körperhaltung – Modernes Rückentraining*
- *Funktionelles Training mit dem großen Ball*
- *Intelligentes Bauchmuskeltraining – Übungskarten*

Karin Albrecht

Intelligentes Bauchmuskeltraining

Funktionell – effizient – erfolgreich

2., aktualisierte und erweiterte Auflage

611 Abbildungen

Karl F. Haug Verlag · Stuttgart

*Bibliografische Information
der Deutschen Nationalbibliothek*
Die Deutsche Nationalbibliothek verzeichnet diese Publikation in der Deutschen National- bibliografie; detaillierte bibliografische Daten sind im Internet über http://dnb.d-nb.de abrufbar.

Anschrift

Karin Albrecht
star – school for training and recreation
Seefeldstr. 307
8008 Zürich
Schweiz
karin.albrecht@star-education.ch

Ihre Meinung ist uns wichtig! Bitte schreiben Sie uns unter: www.thieme.de/service/feedback. html

© 2015 Karl F. Haug Verlag in
MVS Medizinverlage Stuttgart GmbH & Co. KG
Oswald-Hesse-Str. 50
70469 Stuttgart
Deutschland

www.haug-verlag.de

Printed in Germany

Zeichnungen: Melita Gaupp, Zürich
Umschlaggestaltung: Thieme Verlagsgruppe
Umschlagfoto: Raphael Brand, Zürich
Satz: SOMMER media GmbH & Co. KG,
Feuchtwangen
gesetzt in Arbortext APP-Desktop 9.1 Unicode
M180
Druck: AZ Druck und Datentechnik GmbH,
Kempten

ISBN 978-3-8304-7917-8   1 2 3 4 5 6

Auch erhältlich als E-Book:
eISBN (PDF) 978-3-8304-7918-5
eISBN (epub) 978-3-8304-7919-2

Wichtiger Hinweis: Wie jede Wissenschaft ist die Medizin ständigen Entwicklungen unterworfen. Forschung und klinische Erfahrung erweitern unsere Erkenntnisse, insbesondere was Behandlung und medikamentöse Therapie anbelangt. Soweit in diesem Werk eine Dosierung oder eine Applikation erwähnt wird, darf der Leser zwar darauf vertrauen, dass Autoren, Herausgeber und Verlag große Sorgfalt darauf verwandt haben, dass diese Angabe dem Wissensstand bei Fertigstellung des Werkes entspricht.
Für Angaben über Dosierungsanweisungen und Applikationsformen kann vom Verlag jedoch keine Gewähr übernommen werden. Jeder Benutzer ist angehalten, durch sorgfältige Prüfung der Beipackzettel der verwendeten Präparate und gegebenenfalls nach Konsultation eines Spezialisten festzustellen, ob die dort gegebene Empfehlung für Dosierungen oder die Beachtung von Kontraindikationen gegenüber der Angabe in diesem Buch abweicht. Eine solche Prüfung ist besonders wichtig bei selten verwendeten Präparaten oder solchen, die neu auf den Markt gebracht worden sind. Jede Dosierung oder Applikation erfolgt auf eigene Gefahr des Benutzers. Autoren und Verlag appellieren an jeden Benutzer, ihm etwa auffallende Ungenauigkeiten dem Verlag mitzuteilen.

Geschützte Warennamen (Warenzeichen ®) werden nicht immer besonders kenntlich gemacht. Aus dem Fehlen eines solchen Hinweises kann also nicht geschlossen werden, dass es sich um einen freien Warennamen handelt.

Danksagung

Danke dem Ausbilder-Dream-Team der star – school for training and recreation, Schweiz. Danke an TOGU, Toni Obermaier. Dank des großzügigen Sponsorings von TOGU konnten die Übungsfotos aufgenommen werden.

Vorwort

Die 1. Auflage des Buches ist verkauft. Sie hat Diskussionen ausgelöst und viele konstruktive Gespräche gebracht. Das Buch ist ein großer Erfolg und hat viel bewirkt. Deshalb war es mir auch eine Freude, es zu überarbeiten und zu ergänzen.

Der Bauch – ein heißes Thema, das fast niemanden kalt lässt. Das Bild, wie ein schöner Bauch auszusehen hat, verändert sich immer wieder. Heute ist es eine feste Taille und ein sehr flacher Bauch, wenn möglich mit „Waschbrettkonturen". Diese Konturen sind vor allem bei Männern sehr gefragt, es gibt aber auch Frauen, die sich für solche Erhebungen engagieren. Um eine feste Taille und einen flachen Bauch zu erreichen, werden unterschiedlichste Empfehlungen gegeben. Ich möchte mit diesem Buch zusätzliche Inspirationen geben und besonders auf das Ziel und das Können der Teilnehmer eingehen.

Mein Ziel ist und war es, Übungen vorzustellen, die gleichzeitig funktionell bzw. gesund sind und die gewünschte Körperform „flacher Bauch/feste Mitte" begünstigen. Dazu sind einige Begriffsklärungen nötig. Viele Begriffe wie Hohlkreuz, funktionelles Training, Stabilisation usw. sind sehr im Trend und werden in unterschiedlichster Weise verwendet, was in der Fitnessbranche zu viel Verwirrung führt. Um jegliches Missverständnis auszuräumen – es gibt keinen Unterschied zwischen gesundheits- und schönheitsorientiertem Training. Es gibt sinnvolles Training, und dieses führt immer zu Attraktivität und Schönheit, Punkt.

Ich werde immer wieder gefragt, ob ein intensives Bauchmuskeltraining nicht sehr einseitig und rückenbelastend sei. Meine Antwort hierzu lautet: Nein, ein intensives Bauchtraining bedeutet nicht, auf dem Rücken zu liegen, die Wirbel auf den Boden zu drücken und Beugung zu üben, das Gegenteil ist der Fall! Ist das Training lokal und global aufgebaut und sind die Übungen entsprechend zusammengestellt, wird der Rücken nicht nur geschützt, sondern sogar gekräftigt. Die Kontrolle des M. transversus schützt die Wirbelsäule, die Ausgangspositionen kann man so wählen, dass die globalen Stabilisatoren sowohl die Taille formen als auch den Rücken kräftigen, und die Übungen für die globalen Beweger packen dann das begehrte Sixpack oben drauf. Natürlich ersetzt ein Bauchtraining nicht das Ganzkörpertraining, ergänzt es aber optimal.

In erster Linie soll das Buch jedoch ein Praxisbuch sein, ein Buch, das zweckmäßige Bauchmuskelübungen aufzeigt und, ganz wichtig, einen sinnvollen Aufbau der Bauch- und Rumpfmuskulatur vermittelt, damit schöne, attraktive Bäuche erarbeitet werden können.

Im Praxisangebot setze ich 2 Schwerpunkte:
1. Schwerpunkt ist das Bauchtraining mit dem Fokus auf die lokale tiefe Core-Ansteuerung und Kraftausdauer;
2. Schwerpunkt ist das globale Krafttraining, welches den M. transversus integriert – hier in dieser Auflage mit dem smartAbs-Konzept der star – school for training and recreation ergänzt.

Alle Übungen finden Sie im Übungsteil dieses Buches mit eingehender Bebilderung und Beschreibung, in dieser Auflage ergänzt um neue Übungen und Varianten. Die vorgestellten Übungen können im Gruppentraining, im Gerätebereich und im Personal Training eingesetzt und selbstverständlich kreativ erweitert werden. Außerdem werden mögliche Übungsabfolgen gezeigt. Auch da ist der kreative Raum unendlich groß.

Das Buch kommt dem Trend, kurze und intensive Thementrainings zu absolvieren, entgegen. Wir in der star – school for training and recreation haben daraus zusätzlich ein Trainingskonzept entwickelt, das smartAbs-Konzept. Drei Programme dieses Trainings sind im Buch integriert.

Ich bin der Meinung, dass das Beschreiben des intelligenten Bauchmuskeltrainings und das Lesen darüber eine große Prise Humor, Gelassenheit und ein außerordentliches Maß an Pragmatismus verdienen – gehen wir es an! Ich wünsche Ihnen viel Erfolg und viel Freude dabei.

Zürich, im September 2015 **Karin Albrecht**

Inhaltsverzeichnis

Teil 1
Grundlagen

Teil 2
Praxis

Teil 3
Anhang

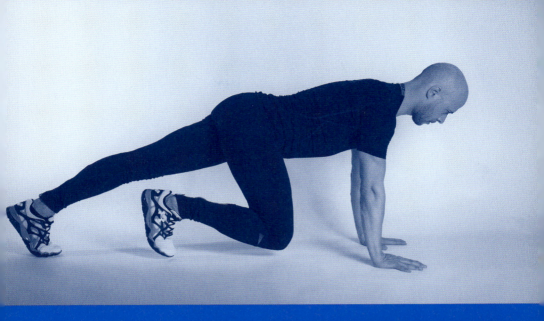

Teil 1
Grundlagen

1 Bauchmuskeltraining der Vergangenheit

Das Trainieren der Bauchmuskulatur hatte immer einen hohen Stellenwert. Ich erinnere mich noch an einen der ersten Lehrsätze, die ich lernte: „Ein starker Bauch schützt den Rücken." Dieser Lehrsatz führte zu der Überzeugung, man solle intensiv Crunches (Sit-ups) durchführen.

Auch heute bin ich überzeugt, dass ein starker Bauch die Wirbelsäule schützt. Die Auffassung darüber, welche Bauchmuskulatur dabei wie zum Einsatz kommt und mit welchen Übungen man dieses Ziel erreichen kann, hat sich jedoch grundsätzlich verändert.

Wir haben früher exzessiv Crunches geübt. Auch innerhalb meiner Tanzausbildung haben wir natürlich Sit-ups gemacht, sind während Stunden auf- und abgerollt, haben in der Rückenlage gestreckte Beine gehoben, während auf dem Sportplatz fleißig „Klappmesser" mit und ohne Rotation, Crunches mit Gewicht, auf dem schrägen Brett, mit Schwung usw. durchgeführt wurden.

Die Prager Schule und die Funktionsgymnastik Dann hat uns die Prager Schule eingeholt. In der Prager Schule (nach Prof. V. Janda) wurde die Muskulatur in tonische (zur Verkürzung neigende) und phasische (zur Abschwächung neigende) Muskulatur eingeteilt und die Überzeugung vertreten, dass praktisch alle Menschen ein Hohlkreuz hätten, der Hüftbeuger (explizit: der M. iliopsoas) üblicherweise verkürzt sei und die oben erwähnten Übungen diesen Missstand noch begünstigen würden.

Die Zeit der Funktionsgymnastik war angebrochen, die Zeit der „Beugereize", der Entlordosierung, der sanften Gymnastik, dem (zum Glück gescheiterten!) Versuch, Bewegungen und Muskeln isoliert zu trainieren, und die Zeit der Hohlkreuzhysterie.

Funktionelle Bewegungslehre in der Schweiz In der Schweiz hielten diese Inhalte nicht so stark Einzug. Vielleicht weil wir Dr. Brügger [8] und Frau Klein-Vogelbach [22] hatten. Die funktionelle Bewegungslehre von Klein-Vogelbach hat mit der Funktionsgymnastik von unter anderem Karl-Peter Knebel [23] nichts, wirklich gar nichts gemeinsam. Somit hat es uns Schweizer nicht ganz so stark erwischt, dagegen sind unsere deutschsprachigen Nachbarn tief und nachhaltig von der Prager Schule geprägt worden.

Während der Aerobic-Welle schließlich galt jede Beugung als Belastung, und Leute fielen scharenweise durch Prüfungen, wenn sie sich beim Aufrollen nicht abstützten. Ab 2000 wurde (von den gleichen „Experten") wieder gerollt und gebeugt und „Klappmesser" wurden ausgeführt, jetzt einfach unter dem Namen Yoga, Pilates, Callanetics usw.

Was ist passiert? Waren „Klappmesser" doch nicht falsch? Ist eine Beugung jetzt keine Belastung mehr? Ergibt Rollen Sinn? Sind Beugereize plötzlich wieder gesund? Machen sie schön? Und können die mit jeder Beugung einhergehenden Bandscheibenbelastungen vermindert werden, wenn man dabei fest den Bauchnabel einzieht?

Diesen und weiteren Fragen werde ich mich in diesem Buch widmen. Die Lehre und die Schule, die ich dabei vertrete, basieren auf den wissenschaftlichen Erkenntnissen der Forschergruppe von Prof. Paul Hodges und Prof. Carolyn Richardson der australischen Queensland University [31], auf den Erkenntnissen von Comerford [12], Hamilton [14], von den Anatomen Panjabi [28], Bergmark [3] und Bogduk [7], basieren auf der Lehre und den praktischen Empfehlungen von Klein-Vogelbach [22], meiner langjährigen Erfahrung mit meinen Teilnehmern und dem Austausch mit meinem Team, dem Ausbildungsteam der star – school for training and recreation, Schweiz.

2 Der Bauch

Die Zeiten, in denen der runde Bauch des dicken Buddhas dessen „Erdung" repräsentierte und dieser glücklich über so viel Weltlichkeit lachen durfte, sind vorbei (▶ **Abb. 2.1**). Es gibt so viel Weltlichkeit (Nahrung) in unserer Zeit, dass wir unsere Kraft und Stärke darin ausdrücken, dieser zu widerstehen und unsere Bäuche unter Kontrolle zu haben. Ein flacher Bauch, eine feste Mitte gelten als Schönheitsideal.

Im Gegensatz zur üblichen Annahme, je dünner, desto attraktiver, ist bei der Partnerwahl laut dem Wissenschaftler David Buss [9] nicht die Schlankheit bzw. Dünnheit ausschlaggebend, sondern die Festigkeit der Taille bzw. das Verhältnis des Beckenumfangs zur Taille. Das gibt Hoffnung, da lässt sich ja einiges tun!

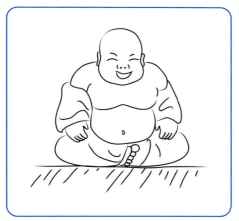

▶ **Abb. 2.1** Der Bauch des Buddhas.

2.1
Form des Bauches

Vier Faktoren sind für die Form des Bauches relevant:
- Gesundheit der inneren Organe
- Körperfett
- Körperhaltung
- korrekte Funktion der Bauchmuskulatur

2.2
Gesundheit der inneren Organe

Je nachdem, in welchem Zustand sich Dickdarm und Dünndarm befinden, verändert sich nicht nur die Verdauung, sondern auch die Bauchform. Durch Gärung und Fäulnisprozesse im Darm werden die Krypten des Darmes gedehnt und die Darmbewegung negativ beeinflusst. Das führt zu extremen Darmveränderungen, Entzündungen und in der Folge auch zu veränderten Bauchformen, zu großen Bäuchen (▶ **Abb. 2.2**).

Diese Bäuche müssen statisch wieder platziert werden. Üblicherweise nimmt man an, dass der Bauch seinen Besitzer in ein „Hohlkreuz" zieht, was statisch gesehen ganz schlecht wäre. Die meisten Bauchträger lehnen sich etwas zurück, um ihren Schwerpunkt wieder über ihre Unterstützungsfläche, über die Füße zu bringen, und „entscheiden" sich so für einen Flachrücken.

Die Konsequenz davon ist, dass der Po immer kleiner und der Bauch immer größer wird.

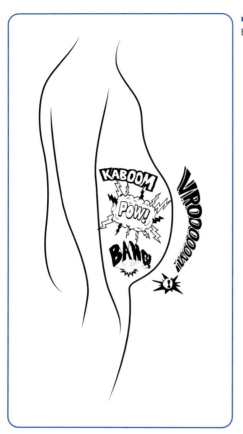

▸ **Abb. 2.2** Die Verdauung beeinflusst die Bauchform.

2.3
Körperfett

Je nach Körpertypus („Apfel oder Birne") hat der Körperfettanteil einen großen Einfluss auf die Bauchform. Dieser Fettanteil kann nicht über die Bauchübungen wegtrainiert werden (▸ **Abb. 2.3**). „Spot-Reduction" geht nicht. Das Bauchfett wird nur proportional zur Fettverbrennung abgebaut. Die gute Nachricht ist, dass sich das Bauchfett beim Fettabbau als Erstes verringert.

Menschen, die viel Bauchfett mit sich herumtragen, müssen dieses statisch neu platzieren. Das kann zu einer paradoxen Aktivität der tiefen Bauchmuskulatur führen, welche den Bauch dann nach außen schiebt (▶ Abb. 5.6).

Die Erfahrung zeigt jedoch auch, dass herausstehende Bäuche nicht zwingend einen hohen Fettanteil haben. Im Gegenteil: Es gibt viele sehr schlanke Menschen, deren Bäuche vorstehen.

🛈 Merke

Große Bäuche führen zu Veränderungen der Statik und der Muskelaktivität. Ein herausstehender Bauch muss keinen hohen Fettanteil haben.

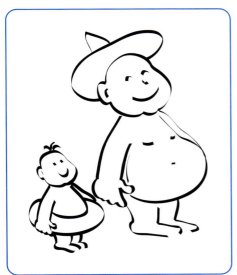

▶ **Abb. 2.3** Bauchübungen können den Fettanteil nicht wegtrainieren.

3 Körperhaltung

Die Körperhaltung während des Alltags hat einen bedeutenden Einfluss auf die Bauchform. Je nach Körperhaltung und Statik formen sich Rücken-, Gesäß- und Bauchmuskulatur. Was in unserer Zeit als schön und attraktiv gilt, entspricht einer Körperform, die sich aus einer aufrechten physiologischen Körperhaltung ergibt (▶ Abb. 3.1). Je weiter

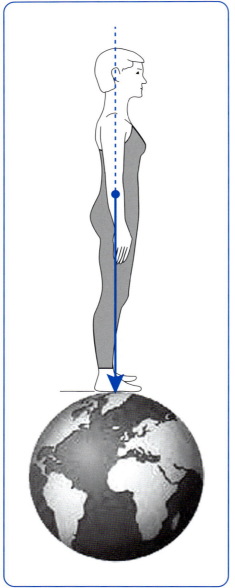

▶ **Abb. 3.1** Aufrechte Haltung (Modell nach Dr. Silvio Lorenzetti und Karin Albrecht). (Albrecht K. Körperhaltung. Modernes Rückentraining. 3. Aufl. Stuttgart: Haug; 2012, Abb. 1.17, S. 22)

die Körperhaltung von einer natürlichen aufrechten Haltung abweicht, desto einseitiger (unattraktiver) entwickelt sich die Körperform, das Erscheinungsbild.

In der aufrechten Haltung arbeiten die Strecker- und die Beugerkette in einem funktionellen Synergismus. Der tiefe Bauchmuskel (M. transversus) arbeitet konzentrisch und hält den Bauch nach innen.

3.1
Fehlhaltungen

Bei Fehlhaltungen und Haltungsschwächen (▶ **Abb. 3.2**) wird der richtige Synergismus gestört: Je schwächer die Körperhaltung ist, desto schlechter wird die Statik und desto ausgeprägter die Überlebensstrategie des Körpers bis hin zu einer paradoxen Aktivität der Muskulatur. Dann arbeiten gar nicht dafür vorgesehene Muskeln fallverhindernd, und zusätzlich werden passive Strukturen wie Bänder und Kapseln belastet.

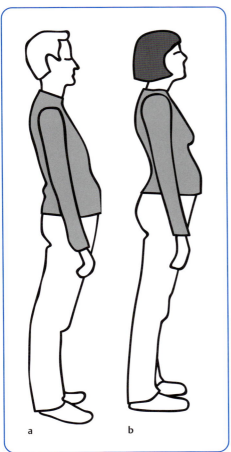

▶ **Abb. 3.2** Fehlhaltungen stören den Muskelsynergismus.
a Flachrücken im Überhang.
b Hohlrundrücken im Überhang.

a   b

In der üblichsten Fehlhaltung, im „Senkrechtstand" bzw. im Überhang, arbeitet die vordere Muskelkette, die Beuger, fallverhindernd. Das ist aber nicht ihre Aufgabe. Folge davon sind eine veränderte Körpersilhouette und veränderte Gesäß- und Bauchformen. Diese Veränderungen bedeuten immer auch einen gesundheitsbelastenden Faktor.

3.2
Überhang

Speziell der Überhang (▶ Abb. 3.2, ▶ Abb. 3.3) hat auf die Bauchform und auf die Gesundheit der Wirbelsäule einen relevanten Einfluss.

Überhang bedeutet, dass der Mensch sich hinter die Schwerkraftlinie und in seine passiven Strukturen „hängt". Dies bewirkt, dass die Muskulatur der Streckerkette (Gesäß, Rücken) nicht optimal angesteuert werden kann und die Beugerkette (Oberschenkel, gerader Bauchmuskel und Brustmuskulatur) fallverhindernd arbeiten. Dies führt zu einer paradoxen Aktivität der tiefen Bauchmuskulatur, der Bauch wird nach außen geschoben, passive Strukturen wie Bänder und Kapseln werden geschädigt.

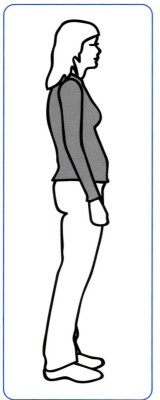

▶ **Abb. 3.3** Der Überhang hat starken Einfluss auf die Wirbelsäule und Bauchform.

4 Bauchmuskulatur – das Core-System

Zwar wird von der Bauchmuskulatur gesprochen, gemeint ist aber immer die Rumpfmuskulatur. Wenn es um den Bauch geht, geht es immer um die Rumpfmuskulatur.
Eine „Bauchmuskulatur" (M. rectus abdominis) allein ist in Bezug auf die Bauch- und
Taillenform absolut uninteressant. Es ist das System der Rumpfmuskulatur, das die größere Bedeutung hat (▶ Abb. 4.1).

Die Rumpfmuskulatur ist in 3 Schichten übereinander gelagert. Die tiefste Schicht ist
für die segmentale Stabilität der Wirbelsäule und für die Körper- und Bauchform ausschlaggebend.

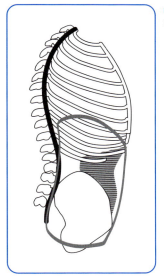

▶ **Abb. 4.1** Geht es um den Bauch, geht es immer um die
Rumpfmuskulatur.

Core-Muskulatur als Schlüssel Diese tiefste Muskelschicht, die Core-Muskulatur, ist
der Schlüssel. Hält die Core-Muskulatur (tiefliegende Rumpfmuskulatur), kann man
tun was man will – beinahe.

Zum Core-System gehören
• der M. transversus,
• die tiefliegenden Mm. multifidi,
• Anteile des Beckenbodens und
• das Zwerchfell.

Laut Studien der führenden Forschergruppe der Queensland University in Australien
([14], [31]) erreicht man diese Muskelfunktionsgruppe nur über willkürliche, niedrig
intensive Ansteuerungsreize. In diesem Buch, in dem es **nicht** um Rehabilitation und
Post-Rehabilitation, sondern um intelligentes Bauchmuskeltraining geht, integrieren
wir das Core-System einerseits mithilfe neutraler Übungsausgangsstellungen, eines

Nachinnenziehens des M. transversus vor der Bewegung sowie der Kontrolle darüber, dass der M. transversus während der ganzen Übung konzentrisch arbeitet.

4.1
Globale Bauchmuskulatur

Am besten erreicht man diese Muskulatur über funktionelle Übungen, und da wird es etwas kompliziert. Die Bezeichnung „funktionell" ist im Moment sehr im Trend, wirkt verkaufsfördernd und wird somit gerne und überproportional häufig eingesetzt.

Die eigentliche „funktionelle Bewegungslehre" als Therapiekonzept wurde von Susanne Klein-Vogelbach [22] entwickelt. Sie beobachtete und erforschte über Jahre, wie der Körper, wie die Bewegung in der Schwerkraft funktioniert und entwickelte so ihre Lehre und Übungen. Die Bewegungslehre von Frau Klein-Vogelbach ist vermutlich die wichtigste Orientierungshilfe bezüglich funktioneller Bewegung.

> **❗ Merke**
>
> **Leider gibt es für den Begriff „funktionelles Training" keine einheitliche Definition. Ich bezeichne eine Übung dann als funktionell, wenn sie folgende Kriterien erfüllt:**
> - **Es gab die Bewegung in der Entwicklungsgeschichte des Menschen.**
> - **Die Bewegung ist für den heutigen Sitzmenschen gut bzw. gesund.**
> - **Der Trainingsreiz entspricht dem Charakter der Zielmuskulatur.**

Ich betrachte es als wichtig und wertvoll, sich die Missverständnisse und deren Entwicklung anzuschauen.

4.2
Missverständnisse

Zum Thema Bauchmuskeltraining gibt es viele Missverständnisse bzw. Aussagen alter Schule, die heute nicht mehr haltbar sind. Es folgen einige Beispiele.

4.2.1 Sportartspezifisch versus funktionell

Sportartspezifische Übungen werden heute gerne als funktionell bezeichnet. So gibt es ausgezeichnete Übungen für Fußballer, die extremen Stop-and-go-Belastungen ausgesetzt sind oder schnell und elegant mit einem Ball dribbeln können müssen (▶ **Abb. 4.2**). Aber diese Übungen wurden weder entwicklungsgeschichtlich für die Menschwerdung gebraucht, noch helfen sie uns im Alltag oder nützen der Körperhaltung und Körperform. Solche Übungen sind „nur" sportartspezifisch sinnvoll.

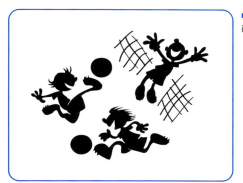

▶ **Abb. 4.2** Extreme Stop-and-go-Belastungen im Fußball.

4.2.2 Crunches

Es gibt Trainer, die bezeichnen jede dem Menschen mögliche Bewegung als funktionell, also auch Crunches bzw. Sit-ups. Dabei hat es Crunches entwicklungsgeschichtlich **nie** gegeben.

Crunches wurden zu einer Zeit für das Training erfunden, als man noch glaubte, der gerade Bauchmuskel (M. rectus abdominis) sei für einen gesunden Rücken oder für die Körperhaltung zuständig. Genau das ist er aber nicht. Der M. rectus abdominis dient der Bewegung, er soll den Rumpf beugen oder aus der Streckung in eine neutrale Haltung bringen. Geschieht das funktionell, dann nicht in Form von Crunches, Sit-ups oder „Klappmessern" (▶ **Abb. 4.3**).

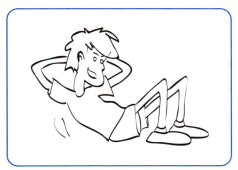

▶ **Abb. 4.3** Sit-ups oder „Klappmesser".

Crunches können Bandscheiben und Beckenboden belasten. Crunches eignen sich einzig dafür, einen Waschbrettbauch, das sogenannte Sixpack (▶ **Abb. 4.4**) zu kreieren. Je nach Crunch werden dabei die Bandscheiben und der Beckenboden stark belastet. Deshalb sollten Crunches nur dann ausgeführt werden, wenn die ganze Core-Muskulatur wirklich funktioniert und keine Rückenbeschwerden vorliegen.

Empfohlen werden die in Kap. 6.1 gezeigten Übungen und Ausführungen.

Das heißt jedoch noch lange nicht, dass diese Übungen oder ein Waschbrettbauch funktionell sind, denn es gibt keinen möglichen oder nötigen Transfer der Crunch-Bewegung in den Alltag. Der Waschbrettbauch (▶ **Abb. 4.4**) mag aber auf dem Heirats-

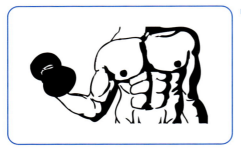

▶ **Abb. 4.4** Waschbrettbauch.

markt und dem Parkett der Eitlen und Schönen seine Daseinsberechtigung haben – und das ist auch okay!

> ⚡ **Praxistipp**
> Wenn Crunches, dann „starCrunches", auch aus der Extension; wenn der Wunsch nach einem Waschbrettbauch besteht, dann mithilfe funktioneller Varianten (▶ **Abb. 7.6** und ▶ **Abb. 7.7**, Kap. 7.3).

4.2.3 Beinlift

Im Gegensatz zu den Crunches wird ausgerechnet die ausgesprochen funktionelle Übung, der Beinlift (▶ **Abb. 4.5**), entweder in Schlingen oder aus der abgestützten Position, häufig abgelehnt. Trainer begründen ihre Ablehnung damit, der Beinlift stelle eine Belastung für die Lendenwirbelsäule (LWS) dar oder bringe die Gefahr einer Hohlkreuzbelastung mit sich.

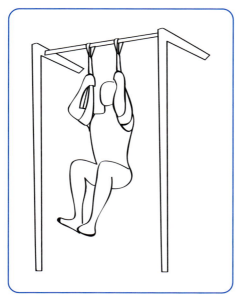

▶ **Abb. 4.5** Der Beinlift, eine ausgesprochen funktionelle Übung.

Dass diese Übung die LWS belastet, ist falsch. Dass man nach dieser Übung aber die tiefe Rückenmuskulatur spürt, ist normal. Man nennt das Trainingsreiz.

Evolutionsgeschichtlich hat es diese Bewegung während Tausenden von Jahren gegeben (▶ Abb. 4.6), und sie hatte Sinn. Unsere Muskulatur und die Wirbelsäule lieben diese Bewegung noch immer.

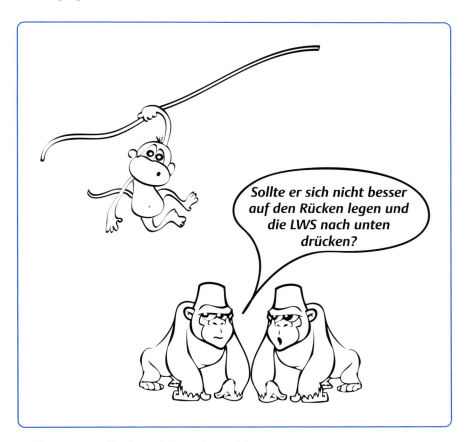

▶ **Abb. 4.6** Den Beinlift gibt es seit Tausenden von Jahren.

Die Wirbelsäule im Beinlift bleibt wunderbar neutral (▶ **Abb. 4.7a**). Wie sollten hier ein Hohlkreuz bzw. eine Hohlkreuzbelastung entstehen?

Der innere und äußere M. obliquus arbeiten intensiv, weil sie neben Rotation und Rotationskontrolle über die thorakolumbale Faszie (= Bindegewebeplatte in der LWS) auch Stabilisationsaufgaben im Becken und Rumpf haben.

Auf die Wirbelsäule gibt es keinen axialen Druck, sondern Zug, eine Traktion, die die Bandscheiben zusätzlich entlastet, abgesehen von der guten Ausgangsposition. Kommt die Bewegung durch das Heben der Beine dazu (▶ **Abb. 4.7b**), führt dies eher zu einer Entlordosierung als zu einem verstärkten Hohlkreuz. Bei einer Beinhebung bis zu einem 90°-Winkel im Hüftgelenk kann die LWS neutral bleiben.

Beckenaufrichtung, Entlordosierung Bei höherem Anheben der Beine führt die weiterlaufende Bewegung des Beugens in der Hüfte zu einer Beckenaufrichtung (Entlordosierung) und nicht zu einer Beckenkippung.

> ### 🔖 Praxistipp
> Ich empfehle, die Beine überwiegend leicht außenrotiert und gebeugt anzuheben. Als wertvolle Variante kann derjenige, der die Kraft hat, die Bewegung mit gestreckten Beinen durchführen; oder ein Bein nach vorne und das andere Bein in die Extension bringen (▶ Abb. 4.7c). Diese funktionellen Bewegungen haben sich über Tausende von Jahren entwickelt.

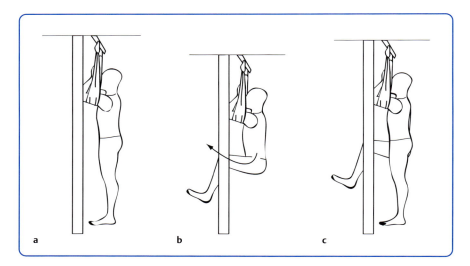

▶ **Abb. 4.7** Die Wirbelsäule im Beinlift ist unbelastet neutral.
a Bandscheibenentlastung im Beinlift.
b Entlordosierung im Beinlift.
c Variante zur Entlordosierung durch Beinlift.

4.2.4 Angst vor dem Hohlkreuz?

Aus geschichtlichen Gründen haben wir speziell im osteuropäischen und deutschsprachigen Raum eine gestörte Beziehung zur physiologischen Lendenlordose. Ich treffe immer noch Trainer, die den Unterschied zwischen einer Lordose und einem Hohlkreuz nicht kennen.

Die Prager Schule (V. Janda) hat in den 1950er- und 1960er-Jahren die natürliche Lordose zum Übel aller Rückenschmerzen erkoren. Diese Lehre konnte neueren wissenschaftlichen Überprüfungen nicht standhalten, bleibt aber in den Köpfen tief verankert, und es wird sicher noch mehr als eine Generation lang dauern, bis die überwiegende Mehrheit von Trainern und Teilnehmern ihre Angst vor einem Hohlkreuz verloren haben.

Keine Angst vor Streckung Leider ist mit dieser Angst auch die Angst vor Streckung verbunden. Dabei entstehen alle schmerzhaften Schädigungen der Bandscheiben (Prolaps, Protrusion) in der Beugung! Trotzdem wird sehr intensiv und tapfer gebeugt, „was der Rücken hergibt". Soll dann jedoch eine Übung aus der Streckung heraus erfolgen (z. B. Crunches auf dem großen Ball) ist die Unsicherheit groß. Das geht sogar so weit, dass selbst ernannte „Kraft-Gurus" solche Übungen aufs Schärfste verbieten, was bedauerlich ist.

ℹ️ Aus der Forschung
- Die neutrale Beckenstellung ist wichtig für die Stabilisation des Iliosakralgelenks ([42], [43]).
- Die neutrale Beckenstellung ist wichtig für die funktionelle Arbeit der tiefen Mm. multifidi [30].
- Bei aufgerichtetem Becken ist eine Anbahnung der tiefen Mm. multifidi im Übergang vom Sakrum zur LWS nicht oder nur schlecht möglich [30].

Empfehlung – Bauchtraining aus der Extension Je nach Ausgangsposition empfehle ich solche Übungen aus der Streckung sehr, besonders wenn die Wirbelsäule von einem Ball (▸ Abb. 4.8) oder einem anderen Trainingsgerät (Dynair-A oder Dynair XXL) gestützt wird.

Selbstverständlich wird auch bei diesen Übungen aus der Extension die Core-Muskulatur nach innen voraktiviert. Übungen aus der Extension eignen sich außerdem dafür, den Stoffwechsel in den passiven Strukturen zu verbessern.

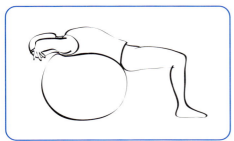

▸ **Abb. 4.8** Extension auf dem Ball.

4.2.5 Reverse-Crunches

Die gleichen Trainer, die die Streckung ablehnen, bevorzugen die Beugung. Ja, sie lieben es geradezu, in der Beugung zu trainieren – als hätten wir im Alltag nicht schon genug Beugung, bis hin zum epidemischen Ausmaß von Rückenbeschwerden.

Diese Trainer lieben nicht nur Crunches, sondern auch Reverse-Crunches. Dabei wird die LWS auf den Boden gepresst und anschließend das Becken gegen die Schwerkraft nach oben geschoben (▸ Abb. 4.9).

Die Übung wird mit der Begründung empfohlen, man könne damit die untersten Kompartimente des M. rectus abdominis besser erreichen, um diese isoliert zu trainieren. Dies gelingt nach Messungen von Boeck-Behrens [6] nur minimal.

Ich frage mich, wozu es gut sein soll, den untersten Teil des geraden Bauchmuskels speziell zu „pumpen"? Und was ist mit der Belastung der Bandscheiben? Die globalen

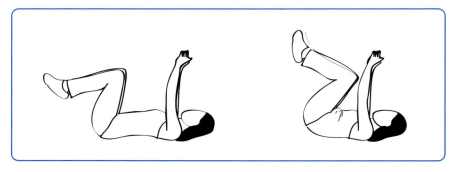

▶ **Abb. 4.9** Reverse-Crunch.

Beweger wie der M. rectus abdominis arbeiten wie alle Muskeln in funktionellen Ketten. Um die funktionelle Kraft zu verbessern, braucht der untere Teil des M. rectus keinen isolierten Zusatzreiz.

Pumpen, pumpen, pumpen?

Wer den unteren Anteil seines M. rectus „pumpen" will, sollte sich 3 Fragen stellen:

Will er wirklich eine Wölbung über seinem Schambein? Das ergäbe dann kein Six-, sondern ein Eightpack (▶ Abb. 4.10).

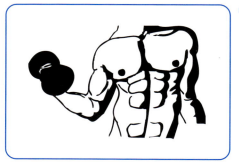

▶ **Abb. 4.10** „Eightpack", eine Wölbung zuviel.

Ist es überhaupt möglich? Nein, es ist gar nicht machbar, nicht einmal bei extrem „gepumpten" Bodybuildern. Denn der M. rectus in der Rektusscheide schlüpft im untersten Teil hinter die Bauchaponeurose, somit ist der Muskel nicht mehr definiert erkennbar und kann, anders als der obere Anteil, auch nicht sichtbar gemacht werden.

Soll der Hüftbeuger im Bauchtraining ausgeschaltet werden? Abgesehen davon, dass dies sowieso nicht geht, ist die Idee nicht funktionell. Dabei ist zu bedenken, dass der M. rectus in dieser Tiefe seine Funktion verändert. Seine Kraft wird auf Höhe des Schambeins über die vordere Faszienkette auf die Adduktoren übertragen, und er unterstützt die Stabilisation des Hüftgelenks sowie die Adduktion. Dies ist auch die funktionelle Begründung, warum wir den Versuch, beim Bauchmuskeltraining die Leiste bzw. die Beinmuskulatur auszuschalten, unterlassen.

Es ist davon auszugehen, dass der Mensch die Bewegung der Reverse-Crunches nie gebraucht hat und auch heute nicht benötigt. Der M. rectus arbeitet wie jeder globale Muskel nach dem „Alles-oder-nichts-Prinzip", wenn er arbeitet, arbeitet der ganze Muskel. Es gibt keinen Grund, um jeden Preis unsere Bandscheiben zu quetschen und den Bauch nach außen zu pressen.

> **⚡ Praxistipp**
> Ich habe noch niemanden erlebt, der Reverse-Crunches mit korrekt funktionierender Core-Muskulatur ausführen kann. Wenn die Core-Muskulatur nicht richtig funktionieren kann, ist davon auszugehen, dass die Wirbelsegmente nicht gesichert werden. In der extremen Beugung der Reverse-Crunches bedeutet das eine unnötige Scherbelastung der LWS-Segmente, die alles andere als gesund ist.

4.2.6   Auch kein „Wirbel-für-Wirbel-Auf-und-Abrollen"!

Der Mensch hat sich nie mit einer Aufrollbewegung (▸ Abb. 4.11) aufgesetzt, und er tut es auch heute nicht, wie sich leicht beobachten lässt. Achten wir nur einmal darauf, wie sich der Mensch aus der Rückenlage in die aufrechte Haltung begibt oder aus der Beugung in die Streckung. Beobachten wir möglichst unterschiedliche Menschen, vom Kleinkind bis zum Alten, von gut trainierten Sportlern bis zu Menschen mit Rückenbeschwerden, die Schonbewegungen ausführen. Auch uns selbst können wir beobachten.

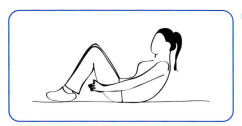

▸ **Abb. 4.11** Aufrollbewegung.

Wir werden niemanden finden, der sich aufrollt, weder vom Liegen ins Sitzen, noch aus der Beugung in die aufrechte Haltung.

Warum nicht? Ganz einfach: Weil es diese Bewegung in unserem Urhirn nicht gibt. Weil sie unfunktionell ist, weil sie die Wirbelsäule bzw. die Bandscheiben belastet. Warum also, frage ich, sollte man diese Bewegung üben?

Aufrollen ist und bleibt sinnfrei. Der Mensch bewegt sich nicht rollend, außer er macht veraltete Gymnastik, klassische Pilates-, Ballett- oder Leichtathletikübungen. All das aber ist Kultur, nicht Natur – und somit weit davon entfernt, funktionell zu sein.

Die übliche Begründung für das Aufrollen ist, dass jedes Wirbelsegment mobilisiert werden soll. Gut, Mobilisationen sind wichtig und wunderbar, aber ungleich wertvoller ohne Bandscheibenbelastung.

Die neueste Begründung ist, dass mit den Rollbewegungen die tiefe lokale Muskulatur „geweckt" wird. Das ist falsch ([26], [46]), das Gegenteil wird bewirkt!

Auch die Aussage, dass die Bandscheiben beim Rollen geschützt werden können, wenn der Bauchnabel ganz fest eingezogen wird, ist falsch. Trainer, die das behaupten, haben sich offensichtlich von jeder anatomischen Realität verabschiedet.

4.2.7 Zieht der M. rectus den Oberkörper in die Beugung?

Die Behauptung, dass der gerade Bauchmuskel den Oberkörper im Stehen oder im Sitzen nach vorne beugt, ist angreifbar. Ich bin der Überzeugung, die Beugung im Stehen und im Sitzen können wir getrost der Schwerkraft überlassen – dafür braucht es keinen starken M. rectus, im Gegenteil.

4.2.8 Gibt es verkürzte Rückenmuskeln?

Auch die Behauptungen, dass
- die Bauchmuskulatur natürlicherweise zur Abschwächung neigt oder
- der Rückenstreckmuskel im unteren Rücken zur Verkürzung tendiert (▶ Abb. 4.12),

alles in allem als eine Entwicklung mit möglicherweise schmerzhaften Folgen beschrieben, sind nicht ohne weiteres haltbar. Denn wie ist es sonst anatomisch möglich, dass Menschen während Stunden mit aufgerichtetem Becken in maximaler Beugung sitzen?

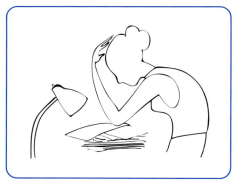

▶ **Abb. 4.12** Führt stundenlanges Sitzen zu verkürzten Rückenstreckmuskeln?

4.2.9 Soll man die LWS auf den Boden legen oder drücken?

Dies wird zumeist von Ausbildern vertreten, die ein Hohlkreuz nicht von einer Lordose unterscheiden können oder wollen.

Allgemein anerkannt ist, dass die Bandscheiben großen Scherbelastungen ausgesetzt sind, wenn die Wirbel aus der neutralen Lordose in die Beugung gebracht werden. Warum sollte sich das in der Rückenlage ändern?

Warum sollen Teilnehmer, die sich den ganzen Tag in einer Beugung befinden, das auch noch im Training mit Zusatzlast und -druck tun (▶ Abb. 4.13)?

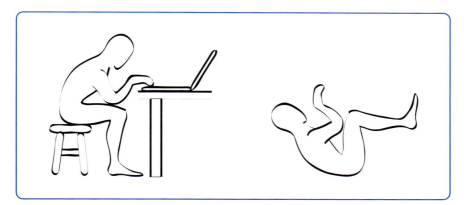

▶ **Abb. 4.13** Keine Entlastung für die LWS durch zusätzliche Beugung.

Der Stoffwechselzustand, die Mikrozirkulation der Knorpel, Kapseln und Bandscheiben sind nach monotonen Beugehaltungen desolat. Der Zustand dieser Strukturen müsste daher durch Stoffwechselanregung dringend verbessert werden, dafür sollte gestreckt und mobilisiert und nicht etwa wieder gebeugt werden.

ℹ Aus der Forschung

- Eine anhaltende Flexion der LWS führt zu einem Creep-Phänomen (= viskoelastische Veränderungen; [46]).
- Um ein Creep-Phänomen des Bindegewebes und Wirbelsäulenverletzungen in Flexion zu vermeiden, sollte in aufrechter Körperhaltung und mit neutralem Becken gearbeitet werden [26].
- Entlastung der Antischwerkraftmuskulatur führt zur Atrophie, reduziert die Mechanorezeptoren [47] und schränkt die motorische Kontrolle von Aktivitätsmustern der Extensoren ein [44].
- Bei Dysfunktion des Core-Systems ist die Core-Ansteuerung den Sit-ups überlegen [40].

Natürlich darf sich der Mensch auch beugen, das steht nicht infrage. Wie viel Übung und Training in der Beugung sinnvoll sind, muss gut überdacht werden, denn es ist kein Zufall, dass Bandscheibenverletzungen wie Protrusion und Prolaps in der Beugung geschehen.

4.2.10 Muskeln isoliert trainieren

Einen Muskel speziell zu fördern und gleichzeitig einen anderen auszuschalten, gelingt nur selten und ergibt selten Sinn.

Dies hat man im Bauchmuskeltraining lange mit dem Hüftbeuger versucht, was – glücklicherweise – nicht von Erfolg gekrönt war. Bewegung ist nur sinnvoll, wenn die Muskeln, die Muskelketten verbunden sind. Sonst ist ein Krafttransfer in den Alltag nicht möglich, was bedauerlich ist und aus funktioneller Sicht keinen Sinn ergibt. Kräfte verteilen heißt, Kraft intelligent einzusetzen.

4.2.11 Der „gepumpte" Muskel – beeindruckende Muskelberge und Kurven ohne Funktion

Durch „isolierte Bewegungen" können auch die Muskeln der globalen Beweger speziell „aufgepumpt" werden. Der Transfer dieser Kraft in eine bestimmte Sportart oder in den Alltag ist jedoch meist nur wenig bis gar nicht gegeben. Das „Pumpen" von Muskeln erfüllt einzig den Zweck, eine bestimmte Körperform anzustreben – führt allerdings nicht zur Steigerung ihrer Funktionalität bei Bewegungen und kann sogar Gegenteiliges bewirken.

🛑 **Merke**

Auch wenn diese Missverständnisse und Falschheiten seit Jahren gebetsmühlenartig wiederholt werden, werden die getroffenen Aussagen nicht wahrer. Sie lassen sich leicht anhand von Studien überprüfen, die eine Vertiefung in die bereits vorhandenen Erkenntnisse ermöglichen. Auch sollte man sich erlauben, wirklich hinzuschauen und seinen Augen zu vertrauen.

4.2.12 Empfehlung: die neutrale Beckenposition als Ausgangslage

Ich bin dagegen, die LWS auf den Boden zu legen, zu drücken, zu schieben. Damit ist jedoch nicht gemeint, dass wir nicht aus einer Hyperlordose heraus trainieren, sondern aus einer neutralen Beckenposition (▶ **Abb. 4.14**). Die neutrale Position muss stabilisiert werden können.

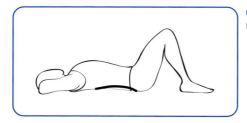

▶ **Abb. 4.14** Trainieren aus einer neutralen Beckenposition heraus.

„starCrunches" mit kurzem Bewegungsweg Aus dieser neutralen Ausgangsposition sind keine hohen Crunches möglich. Wir nennen die Übung mit neutralem Becken „starCrunches". Dabei ist eine weiterlaufende Bewegung der Beugung der Brustwirbelsäule (BWS) in die LWS erlaubt, solange der M. transversus nach innen arbeitet.

Die starCrunches haben wir unserer Schule gewidmet, star – school for training and recreation.

„starCrunches" mit langem Bewegungsweg Wir lieben jedoch auch den langen Weg des M. rectus abdominis. Diesen trainieren wir aus der Extension, z. B. aus der Streckung über den Ball (▶ **Abb. 10.29**).

5 Neue Schule – intelligentes Bauchmuskeltraining

5.1
Urbewegungen – funktionelle Schönheit

Welche Bewegungen musste der Mensch entwickeln und beherrschen, um zu überleben? Welches sind die Funktionsketten, die zusammenarbeiten und deshalb gut verknüpft sein müssen? Und wie können wir aus diesen Bewegungen heute sinnvolle Übungen entwickeln? Dies sind für mich die relevanten Fragen, wenn es um intelligentes Bauchtraining geht.

Der Mensch musste schieben, stoßen, ziehen, heben, stemmen, rennen, den Körper zum Boden senken und aufstehen können (▶ Abb. 5.1).

Garantiert saß oder stand der Urmensch nicht während Stunden und Tagen in gebeugter Haltung und trainierte anschließend, als Ausgleich, in die Beugung.

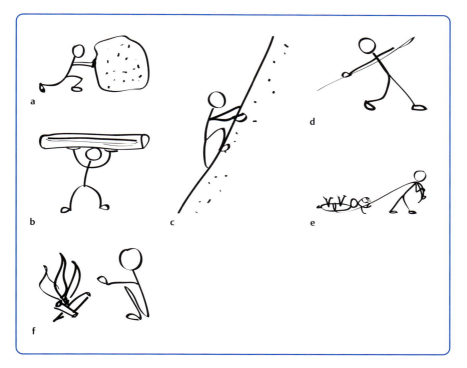

▶ **Abb. 5.1** Urtätigkeiten: Muskeln in funktionellem Einsatz.
a Stoßen, **b** Stemmen, **c** Klettern, **d** Werfen, **e** Ziehen, **f** Hocken.

> ❗ **Merke**
> **Funktionelles Training kann nur über funktionelle Bewegungen erreicht werden. Dieser Ansatz ist einerseits gesundheitsorientiert, andererseits bildet er einen ästhetischen Ansatz. Funktionelle Bewegung ist gesund, effizient und macht schön.**

5.2
Lokales und globales Muskelsystem

Die Vorstellung, dass die sogenannte tonische Muskulatur zur Verkürzung neigt und die phasische zur Abschwächung, konnte unter anderem von K. Wiemann [45] und A. Klee [21] und vielen weiteren Wissenschaftlern als Irrlehre aufgezeigt werden.

Mehr und mehr setzt sich das australische Modell durch, das „Lokal-global-Modell".

Die Australier unterscheiden globale und lokale Muskeln. Die Begriffe „lokale Muskulatur" und „globale Muskulatur" wurden von Panjabi [28] und Bergmark [3] geprägt. Diese Begriffe und die dahinterliegende wissenschaftliche Definition werden heute von führenden Anatomen verwendet. Sogar der Begründer der Prager Schule, Prof. V. Janda, hat sich in seinen letzten Lebens- und Schaffensjahren zusammen mit den Anatomen A. Bergmark [3], S. Sahrmann [32] und M. Panjabi [28] dem Konzept „lokal/global" und dem Thema Stabilisation gewidmet.

Vereinfacht gesagt sind die lokalen Muskeln für die segmentale Stabilität zuständig und die globalen Muskeln für Bewegung und Bewegungskontrolle (▶ Tab. 5.1).

Diese Unterscheidung ist speziell im Bauchmuskeltraining hoch relevant. Somit geht es nicht mehr um das Training einzelner isolierter Muskeln, sondern wir können uns auf Muskelfunktionen, funktionelle Ketten und komplexe Übungen konzentrieren. Das macht unser Training spannend und differenziert.

▶ **Tab. 5.1** Lokales und globales Muskelsystem (nach [12]; weitere Informationen in [2]).

Lokale Muskulatur	Globale Muskulatur	
Lokale Stabilisatoren • schützen die Wirbelsäule, • formen den Bauch und die Taille.	Globale Stabilisatoren dienen • der Körperhaltung, • der Bewegungskontrolle, • der Rotation und der Rotationskontrolle.	Globale Beweger • dienen dem Transport großer Lasten. • bewirken und erlauben große Bewegungsradien, • bewirken Beschleunigung,

5.3
Core – die tiefste lokale Schicht

Als Core-Muskulatur wird die tiefste Muskelschicht des Rumpfes bezeichnet (▶ Abb. 5.2). Die Aufgaben dieser Muskulatur sind segmentale Stabilität und Atmung. Wenn das Zusammenspiel dieser Muskelgruppe gut funktioniert, ist der Rücken geschützt, der Beckenboden stark, der intraabdominale Druck hält die Organe korrekt im Bauchraum, Taille und Bauch sind wohlgeformt.

Seit Jahrtausenden arbeitet dieses Muskelsystem (▶ **Abb. 5.2**) autonom in der korrekten Funktion (M. transversus, Mm. multifidi, Anteile Beckenboden, Zwerchfell) und ist in niedriger Intensität vorgeschaltet, das heißt, es erhöht seine Aktivität immer vor der globalen Muskulatur.

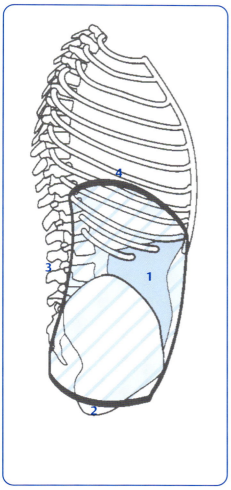

▶ **Abb. 5.2** Core – die tiefste Muskelschicht des Rumpfes. 1 = M. transversus, 2 = Beckenboden, 3 = Mm. multifidi, 4 = Zwerchfell.

Das Core-System richtig einzusetzen, bedeutet, dass die Bauchwand beim Ausatmen nach innen arbeiten muss. Je höher die Trainingsintensität ist, desto mehr globale Muskulatur hilft dabei.

Die Core-Muskulatur arbeitet dann optimal, wenn die Gelenke so neutral wie möglich stehen. Am Bewegungsende senkt sich die Muskelaktivität, denn dort stabilisieren die passiven Strukturen. Diese Tatsache hat Auswirkungen auf die Übungsauswahl.

5.3.1   Dysfunktion der Core-Muskulatur

Eine klinische Dysfunktion ist gegeben, wenn die Muskulatur ihre Aktivität zu spät erhöht oder bestimmte Anteile der Muskeln gehemmt sind. Als Folge davon ist die Stabilität der Wirbelsäule nicht gewährleistet oder der Beckenboden überlastet. Auslöser für eine Dysfunktion ist Schmerz. Eine klinische Instabilität gehört in therapeutische Hände.

5.3.2   Paradoxe Transversus-Aktivität

In meiner langjährigen Trainertätigkeit ist mir immer wieder aufgefallen, dass die Bäuche meiner Teilnehmer auf die gleiche Übung unterschiedlich reagieren. Lange konnte ich keine Erklärung dafür finden. Während meiner Weiterbildung bei Marc Comerford [12] und durch das Erlernen des „Lokal-global-Konzeptes" erkannte ich schließlich, dass die Ursache dafür eine Störung des Core-Systems ist.

Störung des Core-Systems

Diese Fehlreaktion bezeichnete ich ursprünglich als „Funktionsumkehr". Dieser Begriff wurde von einer immer größer werdenden Trainerzahl übernommen. Da Funktionsumkehr in der Anatomie jedoch ein bereits existierender Begriff für ein anderes Phänomen ist, habe ich eine passendere Bezeichnung gefunden: paradoxe Transversus-Aktivität [2]. Paradox bedeutet hier, dass der M. transversus unter Belastung und/oder beim Ausatmen exzentrisch statt konzentrisch arbeitet. Das heißt, der Bauch wird unter Belastung nach außen geschoben, oft und gerne in Kombination mit angehaltenem Atem oder mit Pressatmung (▶ Abb. 5.3).

Die paradoxe Transversus-Aktivität hat folgende Konsequenzen:
- Die Wirbelsäulenstabilisation ist nicht gesichert.
- Der Beckenboden ist belastet.
- Der Bauch wird nach außen trainiert.

Wie kommt es zu einer paradoxen Transversus-Aktivität?

Eigentlich funktioniert das Core-System seit Jahrtausenden hervorragend und autonom. Wie kann es dann sein, dass so viele Trainierende mit einer Störung konfrontiert sind?

Es gibt unter anderem folgende Auslöser:
- Folge einer vorhandenen oder ehemaligen klinischen Dysfunktion
- Folge einer Schwangerschaft und Geburt
- falsches Bewegungsmuster, falsche Gewohnheit
- ungünstige Ausgangslage (in der Rückenlage LWS auf dem Boden)
- unfunktionelle Übungen

Die Wirbelsäulenstabilisation ist nicht gesichert. Da sämtliche Core-Muskeln zusammen in einem funktionellen Synergismus arbeiten, muss davon ausgegangen werden, dass bei paradoxer Transversus-Aktivität auch die Mm. multifidi paradox arbeiten. Diese Situation wird verstärkt, wenn das Becken aufgerichtet und die Lordose aufgelöst wird (Beugung) und/oder eine Überhanghaltung dazukommt (▶ Abb. 5.4).

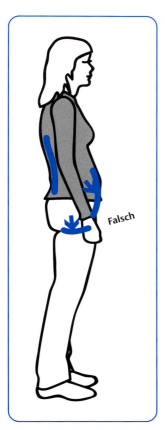

▶ **Abb. 5.3** Paradoxe Transversus-Aktivität.

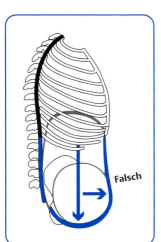

▶ **Abb. 5.4** Aufgelöste Lordose. Paradoxe Transversus-Aktivität: ungesicherte Wirbelsäulenstabilisation.

Der Beckenboden ist belastet. Die Muskulatur des weiblichen Beckenbodens unterscheidet sich in Funktion, Kraft und Durchmesser relevant von der der männlichen. Solange Frauen Kinder auf die Welt bringen, wird sich dies auch nicht ändern. Im Bauchmuskeltraining ist das den weiblichen Beckenboden betreffende Wissen fundamental, um ungünstige Belastungen zu vermeiden. Soll der Bauch optimiert werden, geht das nur, wenn die ganze Muskelkette ihre Funktion optimiert und sich auch die Beckenbodenmuskulatur verbessert.

Die paradoxe Transversus-Aktivität bedeutet auch, dass die inneren Organe nach unten geschoben werden und der Beckenboden überlastet wird. Dies kann zu Organsenkungen und Inkontinenz führen. Eine paradoxe Funktion der Beckenbodenmuskulatur kann durch eine Geburt ausgelöst werden. Daher ist es nicht unüblich, dass die paradoxe Transversus-Aktivität als Folge einer Beckenbodenschwäche auftritt.

Verstärkt wird diese Situation, wenn das Becken aufgerichtet und damit die knöcherne Unterstützung entzogen wird. Steht das Becken neutral, bilden die Knochen vom Schambein zu den Sitzbeinhöckern etwa einen 45°-Winkel. Wird das Becken aufgerichtet, stehen diese Knochen steiler und können nur Teile des Gewichts der inneren Organe abfangen (▶ **Abb. 5.5**). Die Anforderungen an den Beckenboden werden größer, als sie sowieso schon sind.

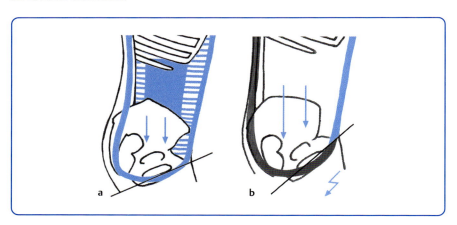

▶ **Abb. 5.5** Ausschnitt des Beckens.
a Neutrales Becken. (Albrecht K. Körperhaltung. Modernes Rückentraining. 3. Aufl. Stuttgart: Haug; 2012, Abb. 1.38a, S. 42)
b Bei aufgerichtetem Becken muss der Beckenboden mehr leisten. (Albrecht K. Körperhaltung. Modernes Rückentraining. 3. Aufl. Stuttgart: Haug; 2012, Abb. 1.38b, S. 42)

Der Bauch schiebt sich nach außen. Arbeitet der M. transversus paradox oder werden Bauchmuskelübungen mit paradoxer Transversus-Aktivität ausgeführt, wird sich der Bauch kontinuierlich weiter nach außen schieben (▶ **Abb. 5.6**). Dann wird genau das Gegenteil des Übungsziels erreicht.

Diese paradoxe Transversus-Aktivität während des Bauchtrainings sehe ich erschreckend häufig, zu häufig, wenn man sich über die Konsequenzen dieser Übungsausführung bewusst ist. Je nach Ursache der paradoxen Transversus-Aktivität nützt es auch nichts, den Bauchnabel intensiv nach innen zu ziehen.

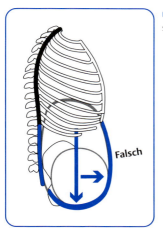

▸ **Abb. 5.6** Paradoxe Transversus-Aktivität: Der Bauch schiebt sich nach außen.

> 🖉 **Praxistipp**
>
> Sie können sicher sein, dass bei allen Teilnehmern, die während der Übung den Bauch nach außen schieben, die Wirbelsäulenstabilität nicht gewährleistet und der Beckboden meist belastet ist.
>
> Der wichtigste Schritt zum intelligenten Bauchmuskeltraining ist deshalb, sich mit der paradoxen Transversus-Aktivität der Core-Muskulatur auseinanderzusetzen und diese zu vermeiden.

Das Komplexe am intelligenten Bauchmuskeltraining ist, dass alle Muskelfunktionsgruppen beachtet werden:

- Gesundes Bauchmuskeltraining heißt, dass der M. transversus konzentrisch arbeitet.
- Die globalen Stabilisatoren werden über Rotationen in das Bauchtraining einbezogen.
- Die globalen Beweger sollen maximal ermüdet und im größtmöglichen Bewegungsweg trainiert werden, das heißt auch aus der Rumpfextension.

> ℹ️ **Aus der Forschung**
>
> - Wenn der M. transversus paradox arbeitet, kommt es zu einer Belastung des Beckenbodens [33].
> - Wenn noch dazu gebeugt wird, steigt die Belastung weiter an [33].

5.3.3 Lokale Stabilisation kann nicht auf die übliche Weise trainiert werden

Der Mechanismus, wie das Core-System den intraabdominalen Druck ausgleicht, ist wissenschaftlich noch nicht geklärt. Gesichert ist jedoch, dass die Funktion nichts mit der globalen Bauchmuskulatur zu tun hat [17].

Das bedeutet, dass der Mechanismus des Core-Systems nicht über globale Bauchmuskelübungen beeinflusst werden kann und dass das Core-System nicht Muskelkraft, sondern Ansteuerung braucht (▸ **Abb. 4.1**).

Die Untersuchungen der Forschergruppen der Queensland University in Australien zeigen präzise auf, wie diese Muskulatur willkürlich angesteuert werden muss, damit das System seinen „Urprint" und somit seine korrekte Funktion wiederfindet. Diese Übung nenne ich Core-Reprint, sie sollte fester Bestandteil in einem Rückentraining und Post-Rehabilitationstraining sein. Diese Ansteuerung braucht jedoch Zeit und ein gut entwickeltes Körpergefühl. Ein Core-Reprint muss nicht in jeder Bauchtrainings- einheit berücksichtigt werden. Je nach Kunde und Ziel achten wir vor allem darauf, dass der M. transversus nach innen arbeitet und sowohl die Übungsauswahl als auch die Berücksichtigung der Core-Muskulatur funktionellen Gesichtspunkten folgt.

Die Ansteuerungsübung befindet sich im Praxisteil (Kap. 7.2). Diese empfehle ich, in ein Bauchmuskeltraining nach Schwangerschaft und Geburt sowie nach Rückenepiso- den zu integrieren.

In ein leistungsorientiertes Bauchtraining wie dem vorgestellten smartAbs-Konzept wird der Core-Reprint nicht integriert. Es muss jedoch gut darauf geachtet werden, dass der M. transversus nach innen arbeitet und das Becken so neutral wie möglich platziert ist. Eine Entlordosierung fördert die paradoxe Transversus-Aktivität.

5.3.4 Globale Stabilisation – Haltungs- und Bewegungskontrolle

Die globalen Stabilisatoren des Rumpfes sind die Mm. obliquus, die inneren und äuße- ren schrägen Bauchmuskeln, der oberflächliche Teil der Mm. multifidi sowie der M. spinalis, der Teil des Rückenstreckers, der sich am dichtesten an der Wirbelsäule befin- det. Die Aufgaben dieses Systems sind Körperhaltungs- und Bewegungskontrolle sowie Rotation und Rotationskontrolle und Atmung (▶ Abb. 5.7). Arbeiten die Mm. obliquus natürlich, dann stabilisieren sie den Rumpf über den Zug auf die thorakolumbale Faszie.

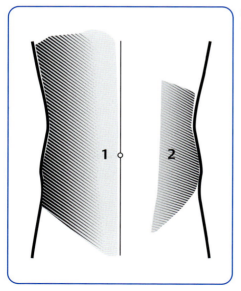

▶ **Abb. 5.7** Globale Stabilisatoren. 1 = M. ob- liquus externus, 2 = M. obliquus internus.

Die Integration der Mm. obliquus ins Bauchmuskeltraining macht dieses kreativ und abwechslungsreich. Sie können durch Übungen zur Ganzkörperstabilisation, Rotation und Rotationskontrolle verbessert werden. Zudem wird diese Muskulatur aus der Vierfüßler- und Langbankposition sowie in Seitlage trainiert.

Die Mm. obliquus fungieren wie eine Brücke zwischen dem Core-System und den globalen Bewegern (M. rectus abdominis). So kann jede Übung des M. rectus mit Bewegungen der Mm. obliquus erweitert und verfeinert werden.

5.3.5 Globale Beweger des Rumpfes – Leistungstraining

Die globalen Beweger (M. rectus abdominis, M. quadratus lumborum, M. longissimus, M. iliocostalis) sind zuständig für das Bewegen von großen Lasten, für große Bewegungen inklusive des Zulassens von maximalen Bewegungsradien und für das Beschleunigen, für die Schnelligkeit (▶ Abb. 5.8). Es sind die Muskeln, die „gepumpt" werden können und deren Ausprägung sehr begehrt ist.

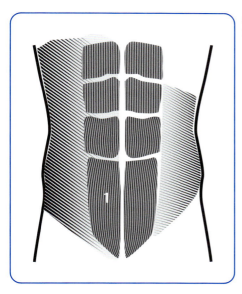

▶ **Abb. 5.8** Die globalen Beweger des Rumpfes. 1 = M. rectus abdominis.

Funktionell trainiert sieht man diese Muskulatur bei Menschen, die körperlich arbeiten, was immer seltener der Fall ist. Deshalb wird im Fitnesscenter „nachgebessert".

Dabei müssen 3 Aspekte im Auge behalten werden:
- Vermeidung von Rückenbelastungen und Rückenschmerzen
- gute Stabilisationskompetenz
- Schutz des Beckenbodens bei Frauen, besonders ab der ersten Geburt

Rückenschmerz Um die globalen Beweger des Rumpfes zu verbessern, empfehle ich nur Übungen, welche die Bandscheiben nicht belasten. Auch junge und noch gesunde Bandscheiben werden durch das monotone Sitzen überbeansprucht. Deshalb sollte ein funktionelles Training zusätzliche Belastungen ausschließen.

Stabilisationskompetenz unter großer Last Die globale Stabilisationskompetenz wird über eine gute Bewegungstechnik und über die Funktion des M. transversus überprüft. Dafür ist es ideal, aus neutraler Stellung heraus zu arbeiten, das heißt, in der Lordose die Stabilisation anzusteuern und anschließend die Bewegung auszuführen. Die Last muss der Belastbarkeit angepasst sein.

Beckenbodenschutz nach Geburten Außerdem ist darauf zu achten, dass Frauen, die geboren haben, beim globalen Bauchtraining ihren Beckenboden schützen. Auch hier gilt, dass ein Schaden immer im Spannungsfeld von Belastung und Belastbarkeit entsteht. Besonders wichtig ist, dass sich die Frauen genügend Zeit lassen und zuerst das Core-System reorganisieren und erst anschließend mit globalem Bauchtraining beginnen.

Bei Ultraschallmessungen mit der Wissenschaftlerin Bärbel Junginger sah ich deutlich, wie die Beckenböden von Frauen, die geboren hatten, empfindlicher auf gewisse Bauchmuskelübungen reagierten als solche von Frauen, die nicht geboren hatten.

Die neutrale Beckenstellung, die natürliche Lordose Jede neutrale Position und jede Streckung sind gut für den Beckenboden und für das Core-System.

> 🛈 **Praxistipp**
> Aktiv aus der Streckung und in die Streckung zu arbeiten, ist das Wertvollste, was wir unseren Kunden vermitteln können. Beugen müssen wir weder lernen noch üben. Die Schwerkraft und das Leben beugen uns ganz ohne unser Zutun.

Ausnahmen: Gleitwirbel und Stenose

Menschen mit einem Gleitwirbel oder einer Spinalkanalverengung dürfen mit leicht aufgerichtetem Becken trainieren.

Gleitwirbel Teilnehmer mit einem Gleitwirbel (ein Wirbel kann Richtung Bauchnabel nicht stabilisiert werden und rutscht über die neutrale Zone nach vorne weg) wissen üblicherweise von ihrem Krankheitsbild. Diese Teilnehmer dürfen das Becken **leicht** aufrichten, um in einer flacheren Lordose Stabilisation zu trainieren und mit den Übungen zu beginnen. Sie sollten das Becken jedoch keinesfalls ganz aufrichten und die Lendenwirbel auf den Boden drücken! Denn wer einen Gleitwirbel hat, braucht auf keinen Fall auch noch ein Bandscheibenproblem.

Spinalkanalverengung Teilnehmer mit einer Spinalkanalverengung (= Stenose; der Kanal, aus dem der Spinalnerv aus der Wirbelsäule austritt, ist verengt und drückt auf die Nervenwurzel) dürfen ebenfalls mit einem leicht aufgerichteten Becken trainieren. Wichtig ist es, die Teilnehmer nicht in einer Überkorrektur, also mit nach unten gedrückter LWS, trainieren zu lassen, damit nicht zusätzlich zu der Stenose noch ein Bandscheibenproblem entsteht.

> **🏊 Praxistipp**
> Für alle Krankheitsbilder im Rumpf ist es sehr wichtig, die Stabilisation zu verbessern und geeignete Bauchmuskelübungen durchzuführen. Wenn Teilnehmer Schmerzen beim Trainieren haben, ist eine ärztlich-therapeutische Abklärung zu empfehlen.

Kann man Stabilität und Kraft gleichzeitig trainieren?

Ja, das kann man, es ist eine Frage des Übungsaufbaus (▶ Abb. 5.9). Innerhalb derselben Übung können die segmentale Stabilisation angesteuert und anschließend die globale Stabilisation und globale Kraft trainiert werden. Es ist jedoch nicht immer möglich, alle 3 Systeme in der gleichen Intensität zu fördern, denn während jemand lokales Stabilisieren lernt, kann er global noch nicht ganz ausbelastet werden.

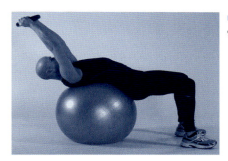

▶ **Abb. 5.9** Core-Ansteuerung mit Gleichgewichtsreizen und Zusatzgewicht.

Wo der Schwerpunkt gesetzt wird, hängt vom Kunden, seinem Ziel und seinem Können ab. Ich orientiere mich bei der Zusammensetzung der Übungen je nach Trainingsziel an den 3 Muskelfunktionsgruppen (▶ Tab. 5.2):

- Für Kunden nach **Rückenepisoden, nach Krankheiten und Ruhigstellung** setze ich den Schwerpunkt auf die lokalen Stabilisatoren und baue die Kraftausdauer über die Integration der globalen Stabilisatoren und eine lange Übungsdauer bis 180 s auf (Trainingspläne: Kap. 12.4 und Kap. 12.5).
- Für **Kundinnen nach Schwangerschaft und Geburt**, nach einer guten Erholung und Reorganisation des Core-Systems setze ich den Schwerpunkt auf die lokale Stabilisation und Stabilisationsausdauer (Trainingspläne: Kap. 12.6 und Kap. 12.7).

▶ **Tab. 5.2** Muskelgruppen mit ihrer Funktion und dem notwendigen Trainingsreiz.

Muskelfunktionsgruppe	Funktion	Trainingsreiz
lokale Stabilisatoren	Stabilisation im Segment	Core-Reprint
globale Stabilisatoren	Haltungs- und Bewegungskontrolle, Rotation und Rotationskontrolle	Rumpfrotation, Rotationskontrolle, saubere Technik
globale Beweger	Kraft, Schnellkraft, Beweglichkeit	überschwelliger Kraftreiz, große bis maximale Bewegungsradien

- Für **Einsteiger-Kunden** setze ich den Schwerpunkt auf die globalen Stabilisatoren und integriere globale Beweger. Das Core-System pflegen und schützen wir, indem wir darauf achten, dass der M. transversus während der Übungen konzentrisch arbeitet (Trainingspläne: Kap. 12.1 und Kap. 12.2).
- Für **sportliche, athletische Kunden** setze ich den Schwerpunkt auf die globalen Beweger und integriere die globalen Stabilisatoren mit Rotationen und Rotationskontrolle. Das Core-System schützen wir, indem wir darauf achten, dass der M. transversus während der Übungen nach innen, konzentrisch arbeitet. Für diese Kunden haben wir in der star – school for training and recreation – ein eigenes smartAbs-Programm kreiert.

Das Programm smartAbs und die Trainingspläne werden hier vorgestellt.

5.4
smartAbs

smartAbs ist ein intensives, 30-minütiges Bauchmuskeltraining (Kap. 13). Durch die Übungsauswahl und -kombinationen werden Stabilisation, Kraft und Koordination im Rumpfbereich verbessert.

Übungsabfolge: Im smartAbs-Training werden immer 3 Bauchmuskelübungen kombiniert, sogenannte Trios:
- **Trio 1** findet nach einem kurzen Warm-up üblicherweise in der Rückenlage statt. Von den 3 Übungen wird in jedem smartAbs-Training 1 Übung dem M. transversus gewidmet (Transversus extrem), sodass der Kunde lernt, den M. transversus bewusst konzentrisch zu trainieren. (Gegebenenfalls kann diese Übung mit einer konzentrischen Ansteuerung des Beckenbodens kombiniert werden.)
- **Trio 2** findet dann aus einer Vierfüßler- oder Stützposition statt. So wird der Schwerpunkt in die Rumpfstabilisation gebracht und – zusammen mit der Bauchmuskulatur – auch die Rückenmuskulatur angesprochen und verbessert.
- **Trio 3** erfolgt dann wieder aus der Rückenlage, üblicherweise mit längeren Hebeln und höherer Herausforderung.
- **Trio 4** wird aus den vorgegebenen Trios 1–3 vom Trainer selbst zusammengestellt. Er wählt hierzu aus jedem Trio eine der Übungen aus.

Im 1. Monat werden Trio 1, 2 und 3 unterrichtet, im 2. Monat Trio 2, 3 und 4 und im 3. Monat Trio 1, 3 und 4 – so bleibt das Bauchtraining abwechslungsreich, obwohl prinzipiell dieselben Übungen enthalten sind.

Wiederholung/Zeit: Die Trios werden immer 2-mal (2 Sätze) durchgeführt, die Belastungsdauer beträgt 30–60 s, die Erholungsphase 15 s.

Besonderes: Im smartAbs-Training können ein Step oder ein Zusatzgewicht und coole, motivierende Musik eingesetzt werden.
smartAbs-Trainingspläne finden Sie in Kap. 13. Die star – school for training and recreation bietet alle 3 Monate auf starOnline ein neues smartAbs-Training als Video an.
Beispiele und Empfehlungen befinden sich im folgenden Praxisteil.

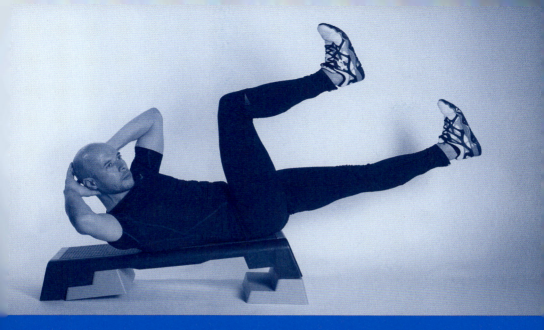

Teil 2
Praxis

6 Trainingsempfehlungen

6.1
Aufbau eines intelligenten Bauchmuskeltrainings

Wer sich nur um die äußere Bauchmuskelschicht kümmert, tut wenig, und zum Teil kann das Wenige sogar schaden. Nach dem vorliegenden Buch wird immer zuerst das tiefe stabilisierende Core-System angesteuert und erst dann die Übung ausgeführt. Um das global stabilisierende System optimal zu fördern, arbeiten wir mit labilen, dynamischen Unterlagen. Die globalen Muskeln werden mit dem eigenen Körpergewicht bzw. mit Zusatzgewicht verbessert.

6.1.1 Mehr präzise Stabilisation

Das Besondere dieses Buches ist, dass die stabilisierenden Systeme – sowohl die lokalen bzw. segmentalen als auch die globalen Stabilisatoren – willentlich in die Übungen einbezogen werden. Für die lokale Stabilisation wird der M. transversus im Voraus nach innen angesteuert. Diese Arbeit sollte während der ganzen Übungsdauer gehalten werden.
Empfohlener Übungsaufbau:
• Einnehmen einer neutralen Körperhaltung in der Ausgangslage
• Ansteuern/Aktivieren des M. transversus
• Ausführen der Bewegung

6.1.2 Übungsdauer

Spannungsdauer bis zur Ermüdung Wenn wir von Kraftausdauer sprechen, meinen wir die aerobe Energiebereitstellung der globalen Muskulatur. Es wird eine Spannungsdauer von 45–150 s, teils sogar bis 180 s bis zur Ermüdung empfohlen. Für ein submaximales Krafttraining beträgt die empfohlene Spannungsdauer bis zur großen (fast totalen) Ermüdung 25–60 s, immer unter der Voraussetzung einer korrekten Übungsausführung und mit Atmung.
Diese Empfehlung bezieht sich auf die globale Muskulatur. Bei der lokalen Muskulatur geht es nicht um eine Zeitempfehlung, da diese immer tätig ist. Die lokale Muskulatur arbeitet aerob in niedriger Intensität, die während der Übung gehalten werden können soll. Innerhalb der genannten Zeit können die Wiederholungen und Choreografien umgesetzt werden.

6.1.3 Wiederholung

• Die Übungen dürfen so oft wiederholt und in unterschiedlichen Geschwindigkeiten ausgeführt werden, bis die gewünschte Ermüdung eintritt.
• Pro Muskelgruppe können 1–3 Sets oder 1–3 unterschiedliche Übungen ausgeführt werden.

- Als Steigerung kann der Bewegungsweg halbiert oder gedrittelt werden.
- Als zusätzliche Variante können am Ende der Bewegung Endkontraktionen (kleine Bewegungen am Bewegungsende) ausgeführt werden.
- Um die Durchblutung anzuregen, sollen nach den Endkontraktionen 1–2 Wiederholungen in mittlerem Bewegungstempo im ganzen Bewegungsradius ausgeführt werden.
- Mobilisationen zwischen den Sets und nach der Übung fördern die Durchblutung und somit die Erholung.

6.1.4 Atmung

Das Wichtigste ist die Vermeidung der Pressatmung. Pressatmung ist eine Fehlstrategie oder weist auf eine Dysfunktion der stabilisierenden Systeme hin. Pressatmung und Anhalten der Atmung führen zu einer Erhöhung des Blutdrucks und des Drucks im Bauchraum (Beckenbodenbelastung), beides kann sich gesundheitsschädigend auswirken. Folgendes ist bei der Atmung zu beachten:
- Ausatmung in der Belastungsphase (Spannungserhöhung)
- natürliche Atmung
- flache und kurze Atmung bei Endkontraktionen und bei den letzten Wiederholungen erlaubt
- Core-Ansteuerungen ohne Atemgeräusch
- auch im Alltag Vermeidung von Pressatmung oder Anhalten der Atmung bei Belastung

6.1.5 Trainingshäufigkeit

Bis das Core-System funktioniert, soll das System mehrmals am Tag während 1–2 min angesteuert werden.

Die globale Bauch- und Rumpfmuskulatur kann je nach Trainingsintensität 2–3-mal pro Woche trainiert werden. Ein Maximalkrafttraining soll nur 2-mal pro Woche durchgeführt werden.

6.1.6 Fehler

Übungen müssen abgebrochen werden, wenn folgende Fehler auftreten:
- Die Körperposition ist nicht korrekt.
- Die Bewegung ist nicht korrekt.
- Der Bewegung geht eine Pressatmung voraus.
- Während der Übung wird die Atmung angehalten.

6.1.7 Gute Technik

Eine gute Trainingstechnik bedeutet, dass die Bewegungen mit dynamisch-stabiler Körperhaltung kontrolliert und harmonisch ausgeführt werden und die Atmung natürlich fließen kann.

_{6.1.8} **Trainingsqualität**

- Die gewählten Übungen müssen physiologisch und somit „sicher" sein.
- Die Übungen müssen zielgerichtet sein und das gewollte Resultat erbringen, sie müssen alltags- oder sportartspezifisch oder körperformend sein.
- Das Training soll motivieren und Spaß machen.
- Die Teilnehmer sollen das Training mit einem Gefühl von „Erfolg und Befriedigung" verlassen.

_{6.1.9} **Gute Methodik**

Der Trainer muss
- die Teilnehmer wie ein Coach begleiten und klare, kurze Anweisungen geben,
- eine deutliche Körpersprache sprechen, eine vorbildliche Körperhaltung haben,
- die Teilnehmer aufmerksam beobachten und angemessen korrigieren,
- die Teilnehmer ermutigen, motivieren, loben,
- Feedback verlangen und ein solches ernst nehmen.

6.2
Zur Übungsauswahl

Core-Reprint speziell für Frauen nach Schwangerschaft und Geburt sowie für Kunden in der Post-Rehabilitation. Um die tiefen stabilisierenden Muskeln zu finden und zu spüren, braucht man Ruhe und Zeit, Selbstwahrnehmung und Tiefenwahrnehmung. Nach einer präzisen Information soll der Teilnehmer die Aufmerksamkeit in denjenigen Muskel oder Körperbereich bringen, in dem die Kontraktion stattfinden soll. Die lokalen Stabilisatoren des Rumpfes können via Kokontraktion über den Beckenboden oder über den M. transversus abdominis oder über die Mm. multifidi angesteuert werden. Im Bauchmuskeltraining arbeiten wir nicht mit den Mm. multifidi, die Ansteuerung des M. transversus abdominis und des Beckenbodens eignen sich besser.

Suchen und Finden des M. transversus In unterschiedlichen Körperpositionen lässt man die Fingerspitzen oberhalb des Schambeins in den Bauch sinken, zieht dann die Bauchdecke vom Schambein her sanft nach innen und nach oben, hält und atmet gleichzeitig weiter. Die schrägen Bauchmuskeln und der gerade Bauchmuskel sollen entspannt bleiben.

Suchen und Finden des Beckenbodens Die Beckenbodenmuskulatur wird optimal in einer neutralen Position (physiologische Lendenlordose mit gehobenem Brustbein) angesteuert. Es sollen weder das Gesäß noch der gerade Bauchmuskel arbeiten. Eine gute Vorstellung ist, die Körperöffnungen zu schließen und die spürbare Muskelplatte nach innen zu heben.

Es ist nicht zwingend notwendig, immer über die Ansteuerung des Beckenbodens die Übung aufzubauen, es kann auch nur über den M. transversus gearbeitet werden (außer nach einer Geburt).

Es empfiehlt sich sehr, taktil am Hüftknochen und/oder mit einer Hand unter der LWS zu kontrollieren, ob die LWS und das Becken wirklich ganz stabil ruhig gehalten werden können.

Die langsame, korrekte Ansteuerung des Core-Systems ist nicht immer ein „Muss". Bei Kundengruppen, die direkt in die globalen Muskelreize gehen wollen, empfehle ich, präzise mit der neutralen Beckenposition zu arbeiten und vor der Bewegung mindestens den M. transversus nach innen anzusteuern.

Praxistipp
Trainerempfehlungen für die Core-Ansteuerung:
- Ausweichbewegungen beobachten und mitteilen.
- Darauf achten, dass die Teilnehmer weiteratmen, die Atmung jedoch nicht vorgeben.
- Zur Entspannung Mobilisationen durchführen lassen.
- Kontrollieren, ob auch kein Schmerz und keine Erschöpfung eintreten; eine Ermüdung der Konzentration ist okay.

Beachtung möglicher Fehlerquellen Bei folgenden Veränderungen der Körperposition und -haltung handelt es sich um Ausweichbewegungen. Dass die lokale Muskulatur nicht angesteuert wurde, muss angenommen werden, wenn
- sich das Becken bewegt (Aufrichtung/Kippung),
- sich die Brustbein-Schambein-Linie verkürzt,
- der Bauch nach außen gepresst wird,
- die Rippen zusammengezogen werden,
- der Brustkorb nach vorne geschoben wird,
- der Beckenboden nach außen gepresst wird (nicht sichtbar),
- die Atmung unterbrochen wird oder Atemgeräusche hörbar sind.

Praxistipp
Ausführungsempfehlungen:
- Übungsposition in physiologischer Lendenlordose einnehmen.
- Aufmerksamkeit in den Unterbauch oder in den Beckenboden bringen.
- Langsam die Muskulatur anspannen und nach innen ziehen.
- Die Kontraktion bis 10 s halten, gleichzeitig weiteratmen.
- Die Kontraktion langsam loslassen.
- 3–7 Wiederholungen ausführen.
- Taktil die Muskelaktivität und die Körperpositionen kontrollieren.

7 Übungen in Rückenlage

7.1
Ausgangsposition für die Core-Ansteuerung

Das Becken soll neutral platziert werden, Auflagepunkt ist das Kreuzbein. Die BWS und der Brustkorb sollen entspannt auf dem Boden liegen. Das führt zu einer Lordose, die zusätzlich noch individuell eingestellt werden kann (▶ Abb. 7.1a).

Falsch: Die Lordose wird vergrößert und zu hoch hinausgezogen durch einen Rippenschub (▶ Abb. 7.1b). **Falsch:** Das Becken wird aufgerichtet und die Lordose abgeflacht oder aufgelöst (▶ Abb. 7.1c).

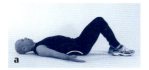 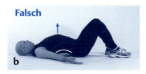 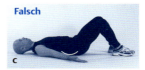

▶ **Abb. 7.1** Ausgangsposition für die Core-Ansteuerung.

7.2
Core-Ansteuerung

Das Ausführen der Übung ist eine reine „Kopfarbeit", eine hohe Konzentrationsleistung. Es geht nicht um muskuläre Ermüdung, es geht nicht um Kraftverbesserung, sondern um Ansteuerung, um Verbesserung der Koordinationskompetenz.

Die Beckenbodenmuskulatur ansteuern und sanft nach innen ziehen, halten und natürlich weiteratmen, 3–4 Atemzüge, dann entspannen. Die Beckenbodenmuskulatur ansteuern und sanft nach innen ziehen, halten und natürlich weiteratmen, zusätzlich vom Schambein aus langsam den Unterbauch nach innen ziehen, die Bauchspannung während 3–4 Atemzügen halten und gleichzeitig in den Bauch atmen, entspannen (▶ Abb. 7.2a). Während der Ausatmung mit stabilem Becken abwechselnd einen Fuß wenige Millimeter vom Boden abheben, mit absolut stabiler LWS; 3 Wiederholungen (▶ Abb. 7.2b).

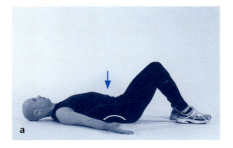 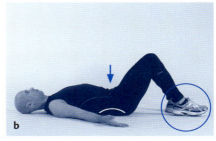

▶ **Abb. 7.2** Core-Ansteuerung.

7.3
Core und mehr – Training der lokalen und globalen Stabilisatoren

Aufbau wie in Kap. 7.2, bei guter Ansteuerungskompetenz etwas zügiger durchführen, dann in die 90/90/90°-Position gehen (▶ **Abb. 7.3a**, ▶ **Abb. 7.3b**).

7.3.1 Übung 1 – Fersendips

Aus der 90/90/90°-Position während der Ausatmung 4–12-mal mit gleichzeitiger konzentrischer Ansteuerung des M. transversus abwechselnd ein Bein senken. Das Bewegungstempo bzw. die Atmung sollen so langsam sein wie möglich (▶ **Abb. 7.3c**, ▶ **Abb. 7.3d**).

Zur Entspannung die Beine in die Arme nehmen. Entspannt wird nach 12 Fersendips oder sobald der M. transversus nicht mehr konzentrisch arbeitet. Die ganze Übung 2–3-mal wiederholen (ohne Aufbau, direkt aus der 90/90/90°-Position).

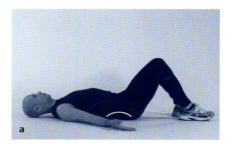
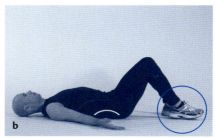
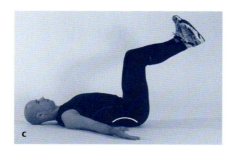
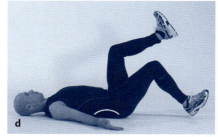

▶ **Abb. 7.3** Core-Ansteuerung und Fersendips.

7.3.2 Übung 2 – Fersendips mit Fersenschub

Diese Übung ist im Aufbau von der Core-Kompetenz zur Bauchmuskelkraft meine liebste Übung (▶ **Abb. 7.4**). Durch den längeren Hebel des gestreckten Beins muss, ohne Beugung, die ganze Rumpfmuskulatur mehr leisten. Wird das leicht nach außen rotierte Spielbein mit einem intensiven Fersenschub weggeschoben, erhält man eine wunderbare Ansteuerung der Streckerkette bei gleichzeitig neutralem Rumpf und Becken (▶ **Abb. 7.4c**). Die Leistung des M. transversus kann gut kontrolliert werden.

Aus der eingerichteten 90/90/90°-Position mit der Ausatmung in einen Fersendip, anschließend das Spielbein leicht außenrotiert in eine intensive Streckung bringen, 2–3 Atemzüge mit Bauchatmung zulassen, zurück nach 90/90/90° (▶ **Abb. 7.4**).

Varianten: unterschiedliche Tempi.

Zur Entspannung die Beine in die Arme nehmen. Entspannt wird nach 12 Fersendips oder sobald der M. transversus nicht mehr konzentrisch arbeitet. Die ganze Übung 2–3-mal wiederholen.

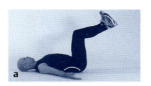 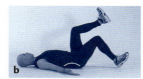 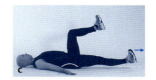

▶ **Abb. 7.4** Fersendips mit Fersenschub.

7.3.3 Übung 3 – Crunches und starCrunches

Die starCrunches unterscheiden sich von den konventionellen Crunches durch die neutrale Beckenposition. Das Becken bleibt während der unterschiedlichen Bewegungen neutral, die Lordose jedoch kann sich durch die weiterlaufende Bewegung der BWS geringfügig verändern, sie flacht leicht ab (▶ **Abb. 7.5**).

starCrunches haben immer einen kleinen Bewegungsweg. Das Wichtigste am starCrunch ist, dass der M. transversus konzentrisch (nach innen) arbeitet, sodass die Teilnehmer einen flachen Bauch bekommen. Anschließend können die auf dem flachen Bauch liegenden Sixpacks immer noch „gepumpt" werden.

Vorsicht: Den kleinen Bewegungsweg nicht über einen Zug am Kopf vergrößern. Der Kopf und die Halswirbelsäule (HWS) sollen so neutral wie möglich bleiben.

> 🔲 **Praxistipp**
> starCrunch bedeutet also: Becken neutral, M. transversus konzentrisch, kleiner Bewegungsweg Richtung Beugung, Vergrößerung des Bewegungsweges über eine Streckung erlaubt und empfohlen.

Ausgangspositionen: Neutraler Rumpf, die Füße aufgestellt, die Arme je nach Kraft der Teilnehmer: Eine Hand stützt den Kopf, der andere Arm befindet sich in einem kurzen, einfachen Hebel (▶ **Abb. 7.5a**); beide Arme sind in einem kurzen Hebel – diese Position eignet sich ausgezeichnet, um mit den Augen den M. transversus zu überprüfen (▶ **Abb. 7.5b**); die Arme vor dem Brustkorb verschränkt (▶ **Abb. 7.5c**); Arme hinter dem Kopf, die Fingerspitzen stützen über den Hinterkopf (▶ **Abb. 7.5d**); langer Hebel mit Unterstützung des Kopfes (▶ **Abb. 7.5e**).

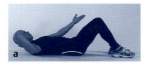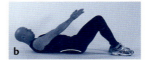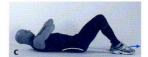
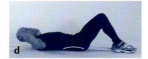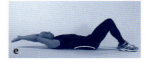

▶ **Abb. 7.5** Crunches – starCrunches.

7.3.4 **Übung 4 – starCrunches**

Mit der Ausatmung den Oberkörper leicht heben (▶ **Abb. 7.6**).

Varianten: Diagonale starCrunches, mit dem Brustbein Richtung Knie ziehen, oben bleiben, aktiv atmen und bei der Ausatmung den M. transversus nach innen ziehen.

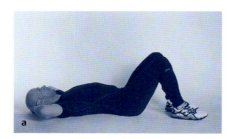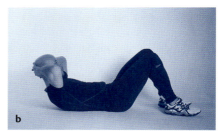

▶ **Abb. 7.6** starCrunches.

7.3.5 **Übung 5 – starCrunches Level II**

Die folgenden Varianten mit längeren Hebeln und komplexen Bewegungen fordern und fördern mehr globale Kraft (▶ **Abb. 7.7**). Als Voraussetzung gilt die konzentrische Arbeit des M. transversus.

Die Ferse des Spielbeins kraftvoll wegschieben, starCrunches in unterschiedlichen Tempi wie oben durchführen (▶ **Abb. 7.7a**, ▶ **Abb. 7.7b**). Aus der gleichen Ausgangsposition in diagonale starCrunches gehen (▶ **Abb. 7.7c**, ▶ **Abb. 7.7d**). Oben bleiben, Spielbein in 90/90/90°-Position bringen und Ferse zurückziehen (▶ **Abb. 7.7e**, ▶ **Abb. 7.7f**, ▶ **Abb. 7.7g**).

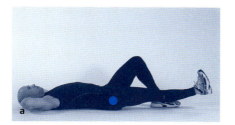
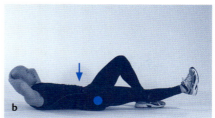
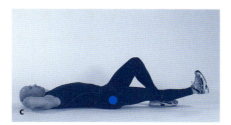
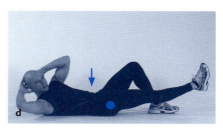
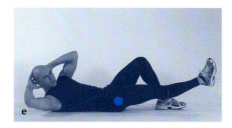
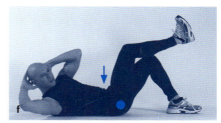
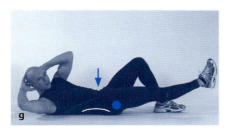

▶ **Abb. 7.7** starCrunches Level II.

7.3.6 Übung 6 – Core, Rotation, Rotationskontrolle

Ausgangsposition 90/90/90°, Beine leicht außenrotiert, das Becken neutral, die Arme außenrotiert zur Seite führen (▶ **Abb. 7.8a**).

Aufbau Core (M. transversus und Beckenboden sanft nach innen ziehen; ▶ **Abb. 7.8b**), dann Becken und Beine zu einer Seite, gleichzeitig das Brustbein heben, die Längsspannung verstärken, 1–3 Atemzüge bleiben und beim Ausatmen den M. transversus und die schrägen Bauchmuskeln sanft nach innen ziehen, ohne die Längsspannung aufzugeben. Wechseln zur anderen Seite (▶ **Abb. 7.8**c, ▶ **Abb. 7.8d**).

Aufbau Core wie oben, Becken und Beine zur Seite führen. Arme abheben, Schulter-
blätter replatzieren, jetzt den Kopf in eine Gegenrotation bringen und die Längsspannung verstärken. 1–3 Atemzüge bleiben, zur anderen Seite wechseln (▶ **Abb. 7.8d**,
▶ **Abb. 7.8e**, ▶ **Abb. 7.8f**).

Die Hände hinter dem Kopf verschränken, Aufbau Core, mit der Ausatmung und
einem konzentrischen M. transversus in einen starCrunch gehen, das Becken bleibt so
neutral wie möglich (▶ **Abb. 7.8g**, ▶ **Abb. 7.8h**, ▶ **Abb. 7.8i**).

Varianten: Becken und Beine zur Seite, starCrunch frontal (▶ **Abb. 7.8j**, ▶ **Abb. 7.8k**).
Becken und Beine frontal, starCrunch diagonal.

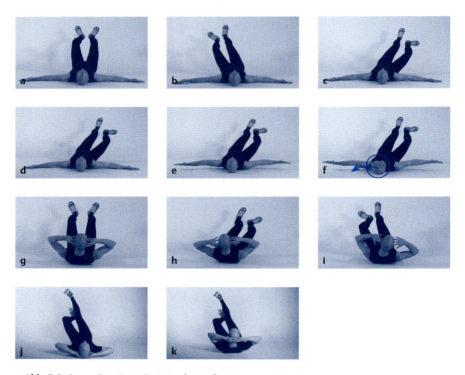

▶ **Abb. 7.8** Core – Rotation – Rotationskontrolle.

7.3.7 Übung 7 – starCrunches Level III

Dieser starCrunch ist besonders komplex, mit dem längsten Bewegungsweg und der
höchsten Anforderung (▶ **Abb. 7.9**).

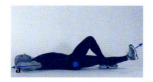
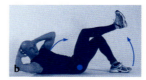
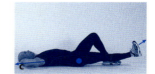

▶ **Abb. 7.9** starCrunches Level III.

7.3.8 Übung 8 – starCrunches aus 90/90/90°

Die 90/90/90°-Position ist eine meiner liebsten Ausgangslagen. Die Lordose muss in dieser Position aktiv eingenommen werden, das heißt mit muskulärer Leistung im LWS-Bereich, gleichzeitig verunmöglicht das angezogene Bein eine zu große Lordose.

Beide Beine in eine 90/90/90°-Position bringen, die Lordose einstellen, M. transversus konzentrisch ansteuern. Thorax heben, und zwar nur so weit, wie der M. transversus nach innen arbeitet, und zurück (► **Abb. 7.10**).

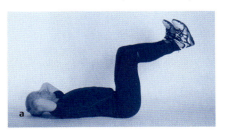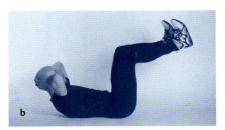

► **Abb. 7.10** starCrunches aus 90/90/90°.

7.3.9 Übung 9 – starCrunches aus 90/90/90°, diagonale Variante

Beide Beine in eine 90/90/90°-Position bringen, die Lordose einstellen, M. transversus konzentrisch ansteuern. Thorax diagonal heben, und zwar nur so weit, wie der M. transversus nach innen arbeitet, und zurück (► **Abb. 7.11**).

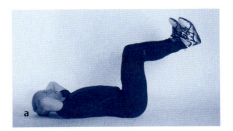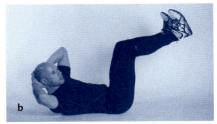

► **Abb. 7.11** starCrunches aus 90/90/90° – diagonale Variante.

7.3.10 Übung 10 – starCrunches aus 90/90/90° mit Fersenschub

Beide Beine in eine 90/90/90°-Position bringen, die Lordose einstellen, M. transversus konzentrisch ansteuern und ein Bein mit Fersenschub strecken (► **Abb. 7.12**).

Varianten: starCrunch-Variationen wie oben in unterschiedlichen Tempi.

Pause: Beide Beine anziehen und in die Arme nehmen, die andere Seite aus der 90/90/90°-Position aufbauen.

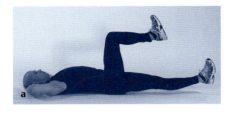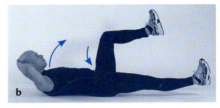

▶ **Abb. 7.12** starCrunches aus 90/90/90° mit Fersenschub.

7.3.11 Übung 11 – starCrunches aus 90/90/90° mit Fersenschub, diagonale Variante

Als höchste Anforderung kann die Komplexbewegung ausgeführt werden, der Oberkörper bleibt oben, das Spielbein in 90/90/90°-Position heben und zurück in die Streckung schieben, das Becken muss neutral bleiben (▶ **Abb. 7.13**).

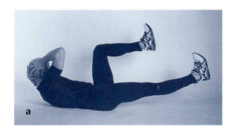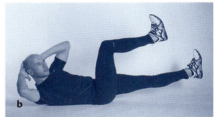

▶ **Abb. 7.13** starCrunches aus 90/90/90° mit Fersenschub, diagonale Variante.

7.3.12 Übung 12 – starCrunches mit Hebelveränderung

Beide Beine in eine 90/90/90°-Position bringen, die Lordose einstellen, M. transversus konzentrisch ansteuern. Thorax heben und gleichzeitig die Knie 5–10 cm wegschieben, Thorax und Knie ebenfalls gleichzeitig zurück (▶ **Abb. 7.14**). Es ist darauf zu achten, den M. transversus auch während der Bewegungsausführung konzentrisch anzusteuern.

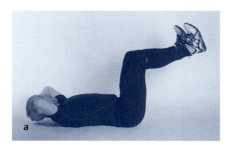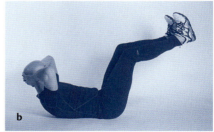

▶ **Abb. 7.14** starCrunches mit Hebelveränderung.

7.3.13 Übung 13 – Crunches mit Gewicht

Aus der Rückenlage ein Bein aufstellen, das andere überkreuzen. Den Kopf stützen, die Lordose einstellen, M. transversus konzentrisch ansteuern. Thorax heben, Gewicht nach oben schieben (▶ **Abb. 7.15**).

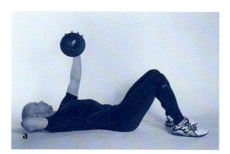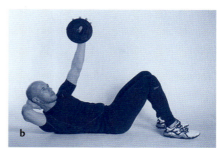

▶ **Abb. 7.15** Crunches mit Gewicht.

7.3.14 Übung 14 – Crunches mit Gewicht und Fersenschub aus langem Hebel

Aus der Rückenlage, das Gewicht mit langen Armen über dem Kopf halten, Beine in 90/90/90°-Position bringen, Lordose einstellen, M. transversus konzentrisch ansteuern (▶ **Abb. 7.16**). Abwechselnd ein Bein in den Fersenschub bringen.

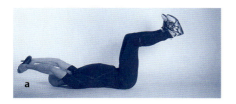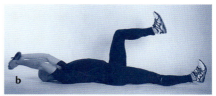

▶ **Abb. 7.16** Fersenschub aus langem Hebel.

7.3.15 Übung 15 – Crunches mit Gewicht, Steigerung langer Hebel und Fersenschub

Gleiche Ausgangsposition wie oben. Gleichzeitig mit dem Fersenschub das Gewicht über den Kopf bewegen, ebenso beides gleichzeitig zurück (▶ **Abb. 7.17**).

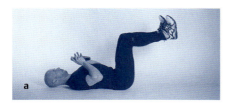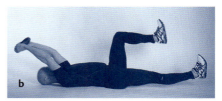

▶ **Abb. 7.17** Steigerung langer Hebel und Fersenschub.

8 Übungen im Vierfüßlerstand

Ausgangsposition zur Core-Ansteuerung

Der Vierfüßlerstand ist zur Überraschung vieler eine der effizientesten Bauchmuskelübungen. In der Hitliste der Top-Bauchübungen von Uwe Boeckh-Behrens u. Buskies [6] schafft es der Vierfüßlerstand mit abgehobenen Knien auf einen exzellenten 4. Platz. Die Autoren messen die Muskelaktivität der globalen Muskeln in unterschiedlichen Übungen.

Es ist wunderbar, dass im Vierfüßlerstand die globalen Muskeln so intensiv arbeiten und gleichzeitig der Rumpf neutral gehalten, das Core-System perfekt kontrolliert und der Schultergürtel in das Ganze funktionell und stabil integriert werden kann. Das ist viel und anspruchsvoll, darum ist ein guter Aufbau wichtig.

Ausgangsposition: Die Knie unter dem Hüftgelenk, die Arme vom Schultergürtel aus leicht nach außen rotiert (ca. 5°), die Hände 2 cm vor dem Schultergelenk. Lordose eingerichtet, der Kopf in Verlängerung der Körperlängsachse, die Füße sind aufgestellt (▶ **Abb. 8.1**).

Besonders Teilnehmer mit wenig Beweglichkeit in den Handgelenken sind mit der Handposition nicht ganz glücklich. Diesen wird empfohlen, zusätzlich den Körperschwerpunkt 2 cm nach hinten zu schieben, sodass das Handgelenk am Bewegungsende nicht in einer Zwangsposition steht.

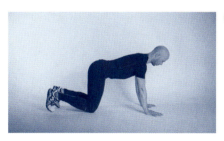

▶ **Abb. 8.1** Ansteuerung Vierfüßlerstand.

Reichen diese Anpassungen nicht aus, empfiehlt sich eine Unterarmposition (▶ **Abb. 8.2**), welche jedoch eine höhere Kraftleistung des Schultergürtels erfordert.

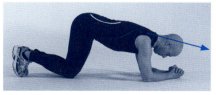

▶ **Abb. 8.2** Unterarmposition im Vierfüßlerstand.

8.1.1 Übung 1

Die Ausgangsposition einnehmen, ohne Bewegung in der LWS die Bauchdecke nach oben ziehen, weiter atmen, bei einer Ausatmung die Knie wenige Millimeter vom Boden abheben, 3–4 langsame Atemzüge, die Hände fest in den Boden hineinschieben (▶ Abb. 8.3).

Zur Entspannung große Mobilisationen der Wirbelsäule und der Handgelenke durchführen.

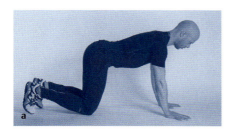 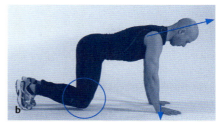

▶ **Abb. 8.3** Core-Ansteuerung.

8.2
Core und mehr – Training der lokalen und globalen Stabilisatoren

Aufbau über Core, Knie wenige Millimeter abheben und dann mit absolut stabiler Lordose Knie 10 cm – 2 mm – 10 cm abheben (▶ Abb. 8.4).

Zur Entspannung große Mobilisationen der Wirbelsäule und der Handgelenke durchführen.

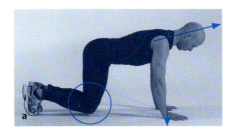 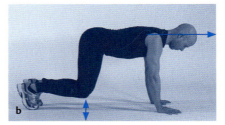

▶ **Abb. 8.4** Core und mehr.

8.2.1 Übung 1 – Level II – lokal/global/global

Aufbau wie oben (▶ **Abb. 8.5a**), anschließend Knie wenige Millimeter vom Boden abheben, zusätzlich einen Fuß wenige Millimeter abheben, mit aktiver Längsspannung 3–4 Atemzüge halten, Fuß wechseln (▶ **Abb. 8.5b**).

Variante: Aufbau wie oben (▶ **Abb. 8.5c**), anschließend eine Hand wenige Millimeter vom Boden abheben, Rumpf und Schultergürtel so ruhig und stabil wie möglich, atmen, Hand wechseln (▶ **Abb. 8.5d**).

Zur Entspannung zwischen den Übungen große Mobilisationen der Wirbelsäule und der Handgelenke durchführen.

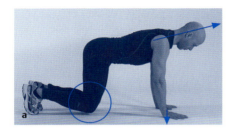 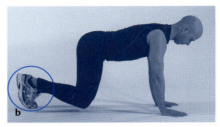

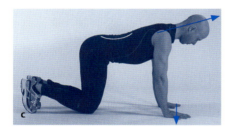 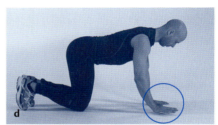

▶ **Abb. 8.5** Level II – lokal/global/global.

8.2.2 Übung 2 – Level II

Aufbau über Core, dann langsam, mit ganz ruhigem Rumpf, Schritt für Schritt in eine Langbankposition wandern, atmen, Längsspannung, den Boden aktiv wegschieben und zurück in den Vierfüßlerstand (▶ Abb. 8.6).

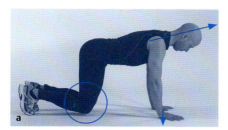 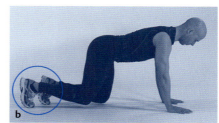

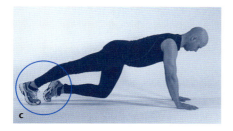 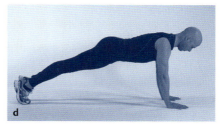

▶ **Abb. 8.6** Level II.

Aufbau über Core, langsam eine Hand wenige Millimeter abheben, der Rumpf bleibt so ruhig wie möglich, atmen, Hand wechseln, in unterschiedlichen Tempi, zurück in den Vierfüßlerstand (▶ Abb. 8.7).

Zur Entspannung zwischen den Übungen große Mobilisationen der Wirbelsäule und der Handgelenke durchführen.

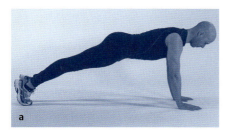 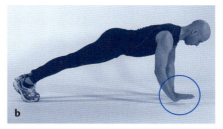

▶ **Abb. 8.7** Level II mit Handabheben.

8.2.3 Übung 3 – Hill-Climber

Aus der Stützposition den M. transversus konzentrisch ansteuern und abwechselnd ein Knie anziehen, das Becken muss neutral bleiben (▶ **Abb. 8.8**).

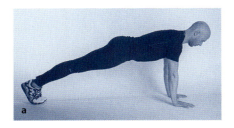 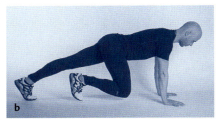

▶ **Abb. 8.8** Hill-Climber.

8.2.4 Übung 4 – Variante Knie seitlich anziehen

Aus der Stützposition den M. transversus konzentrisch ansteuern und abwechselnd das Knie seitlich anziehen (▶ **Abb. 8.9**).

Zur Entspannung zwischen den Übungen große Mobilisationen der Wirbelsäule und der Handgelenke durchführen.

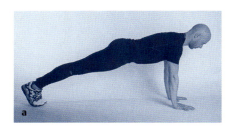 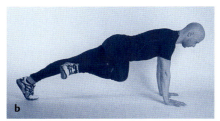

▶ **Abb. 8.9** Variante Knie seitlich anziehen.

9 Übungen Unterarmstütz

9.1
Ausgangsposition zur Core-Ansteuerung

Die Knie stehen unter dem Hüftgelenk, die Ellenbogen unter dem Schultergelenk oder wenig weiter vorne, die Lordose ist gewählt, der Schultergürtel aktiv replatziert, der Kopf in die Körperlängsachse eingeordnet. Die Unterarme liegen entweder gerade nach vorne gerichtet, das ist besser für die Platzierung des Schultergürtels; oder die Hände sind geschlossen, das ist einfacher, begünstigt jedoch Beugemuskeln (▶ **Abb. 9.1**).

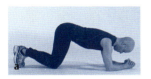 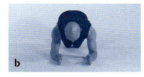 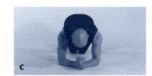

▶ **Abb. 9.1** Unterarmstütz zur Core-Ansteuerung.

9.1.1 **Übung 1**

Ausgangsposition einnehmen, Bauchdecke heben, Schultern weg von den Ohren, 3–4 Atemzüge (▶ **Abb. 9.2**).
  Zur Entspannung große Mobilisationen der Wirbelsäule durchführen.

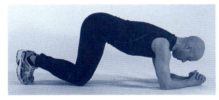

▶ **Abb. 9.2** Core-Ansteuerung.

9.2
Core und mehr – Training der lokalen und globalen Stabilisatoren

Aufbau über Core, anschließend die Knie wenige Millimeter vom Boden abheben, 3–4 Atemzüge, Knie wieder hinstellen (▶ **Abb. 9.3**).
  Zur Entspannung große Mobilisationen der Wirbelsäule durchführen.

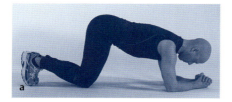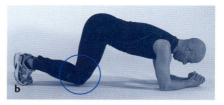

▶ **Abb. 9.3** Core und mehr.

9.2.1 Übung 1 – Level II – lokal/global/global

Aufbau über Core, dann langsam und so stabil wie möglich mit den Füßen nach hinten in eine Langbankposition wandern. 3–4 Atemzüge lang so bleiben mit aktiver Streckung im Rumpf und gut platziertem Schultergürtel. Während der ganzen Übung muss die Lordose gehalten werden (▶ **Abb. 9.4**).

Zur Entspannung in der Bauchlage das Becken etwas schaukeln oder zurückwandern, anschließend im Vierfüßlerstand die Wirbelsäule mobilisieren.

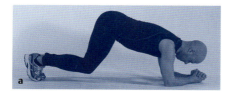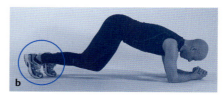
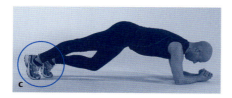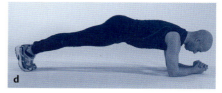

▶ **Abb. 9.4** Level II – lokal/global/global.

9.2.2 Übung 2 – Trippeln in der Langbankposition

Aufbau über Core wie oben, in der Langbankposition in unterschiedlichen Tempi abwechselnd die Füße wenig abheben (▶ **Abb. 9.5**).

Zur Entspannung in der Bauchlage das Becken etwas schaukeln oder zurückwandern, anschließend im Vierfüßlerstand die Wirbelsäule mobilisieren.

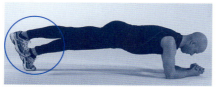

▶ **Abb. 9.5** Trippeln in der Langbankposition.

9.2.3 Übung 3 – Level III

Aufbau über Core, in der Langbankposition in unterschiedlichen Tempi abwechselnd die Füße wenig abheben und nach außen (Abduktion) wandern, der Rumpf muss so ruhig und stabil wie möglich gehalten werden (▶ Abb. 9.6).

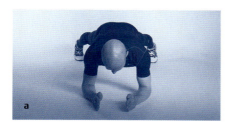 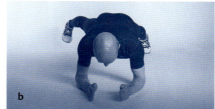

▶ **Abb. 9.6** Level III.

9.2.4 Übung 4 – Variante Knie seitlich anziehen

Aus der stabilen Langbankposition die Knie seitlich anziehen, das Becken muss stabil und ruhig bleiben (▶ Abb. 9.7).

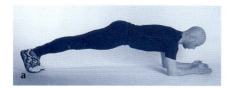 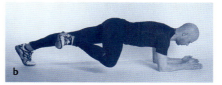

▶ **Abb. 9.7** Variante Knie seitlich anziehen.

9.2.5 Übung 5 – Langbank und Kniedips

Aus der stabilen Langbankposition die Knie zum Boden senken und die Beine wieder strecken (▶ Abb. 9.8).

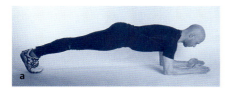 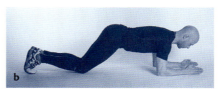

▶ **Abb. 9.8** Langbank und Kniedips.

9.2.6 **Übung 6 – Seitlage mit Rotation**

Aus der Seitstützposition Thorax zum Boden rotieren und zurück (▶ **Abb. 9.9**).

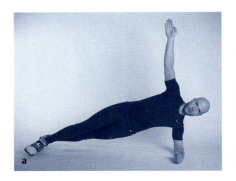
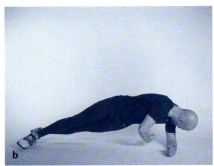

▶ **Abb. 9.9** Seitlage mit Rotation.

9.2.7 **Übung 7 – Seitlage mit Rotation – Variante mit Gewicht**

Aus der Seitstützposition Thorax mit Gewicht zum Boden rotieren und zurück (▶ **Abb. 9.10**).

Zur Entspannung zwischen den Übungen in der Bauchlage das Becken etwas schaukeln oder zurückwandern, anschließend im Vierfüßlerstand die Wirbelsäule mobilisieren.

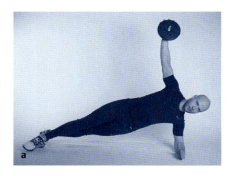
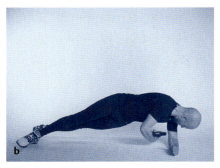

▶ **Abb. 9.10** Seitlage mit Rotation – Variante mit Gewicht.

10 Bauchmuskelübungen mit sinnvollen Trainingsgeräten

Das Bauchmuskeltraining mit Trainingsgeräten erlaubt und ermöglicht höhere Reize der globalen Beweger, weil jetzt mit größeren Bewegungswegen gearbeitet werden kann.

Auch beim Bauchmuskeltraining mit Trainingsgeräten gilt, dass zuerst das Core-System angesteuert und anschließend die globale Muskulatur gefordert und ermüdet wird.

Der große Ball (▶ **Abb. 10.1a**), der Aero-Step (▶ **Abb. 10.1b**), das Dynair XXL (▶ **Abb. 10.1c**), der Jumper (▶ **Abb. 10.1d**), der Step (▶ **Abb. 10.1e**) und ein Gewicht (▶ **Abb. 10.1f**) sind bewährte und sinnvolle Trainingsgeräte.

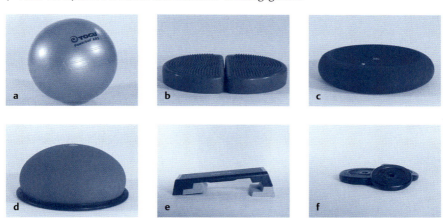

▶ **Abb. 10.1** Trainingsgeräte.

Mit dem Gymstick (▶ **Abb. 10.2**) führen wir Rotationen in neutraler Rumpfposition aus, die sehr funktionell für die schrägen Bauchmuskeln sind.

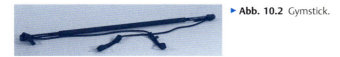

▶ **Abb. 10.2** Gymstick.

Besonderes Augenmerk möchte ich auf das Dynair-A legen (▶ **Abb. 10.3**).

Das Dynair-A (▶ **Abb. 10.3**) wurde von TOGU und mir speziell für Antara®, das erfolgreiche Trainingskonzept der star – school for training and recreation, entwickelt. Das Dynair-A ist von allen labilen, dynamischen Unterlagen wahrscheinlich das innovativste und vielseitigste Trainingsgerät.

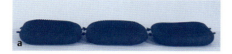
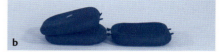

▶ **Abb. 10.3** Dynair-A.

10.1
Training mit dem Dynair-A

Wird das Dynair-A in der 3er-Kissen-Formation benutzt, dann kommen das Becken, der Schultergürtel und der Kopf auf je ein Kissen. Das bedeutet besonders für Kopf und HWS Entlastung und Wohlbefinden, weil der Kopf gut in die Körperlängsachse eingeordnet werden kann (▶ **Abb. 10.4**).

Durch die einzelnen luftgefüllten Kissen werden gegenläufige kleine Rotationsbewegungen auf die ganze Wirbelsäule ausgeübt, ein zusätzlicher funktioneller und gesunder Reiz auf die lokalen und globalen Stabilisatoren (▶ **Abb. 10.4**).

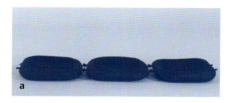
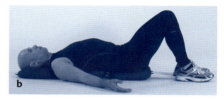

▶ **Abb. 10.4** Grundübung auf dem Dynair-A.

10.1.1   Übung 1

Core-Aufbau wie in der stabilen Grundübung (▶ **Abb. 10.5a**). Neutrale Position auf dem Dynair-A einnehmen, Beckenboden und/oder M. transversus sanft aktivieren, nach innen ziehen und natürlich weiteratmen, inklusive Bauchatmung 1–3-mal. Anschließend während einer Ausatmung einen Fuß wenige Millimeter abheben, atmen, dann mit so wenig Bewegung im Rumpf wie möglich wechseln und den anderen Fuß heben, 1–3-mal (▶ **Abb. 10.5b**).

Ein Bein in die 90/90/90°-Position bringen, sich gut stabilisieren (▶ **Abb. 10.5c**) und während einer Ausatmung den anderen Fuß wenige Millimeter vom Boden abheben, halten, natürlich atmen, bei der Ausatmung den M. transversus konzentrisch ansteuern (▶ **Abb. 10.5d**). Das 2. Bein in 90/90/90°-Position bringen (▶ **Abb. 10.5e**) und Lordose einstellen, M. transversus nach innen ansteuern, 4–12 Fersendips (▶ **Abb. 10.5f**). Die Füße einzeln auf den Boden stellen und die Übung über die andere Seite aufbauen.

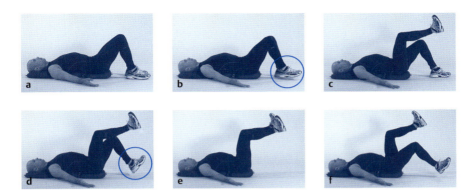

▶ **Abb. 10.5** Übung 1.

10.1.2 Übung 2 – Level II

Aufbau von Core und Fersendip wie oben. Im Fersendip die Becken- und Rumpfstabilität verstärken (▶ **Abb. 10.6b**), während einer Ausatmung das Spielbein strecken (▶ **Abb. 10.6c**), atmen und zurück nach 90/90/90°. Das Becken bleibt so ruhig wie möglich.

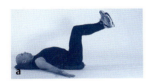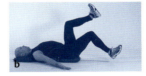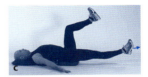

▶ **Abb. 10.6** Level II.

10.1.3 Übung 3 – Level III

Aus der Endposition oben (▶ **Abb. 10.6c**) Ausführung von starCrunches (▶ **Abb. 10.7a**) und diagonalen starCrunches (▶ **Abb. 10.7b**) in unterschiedlichen Tempi und mit unterschiedlicher Anzahl an Wiederholungen, solange der M. transversus konzentrisch arbeitet.

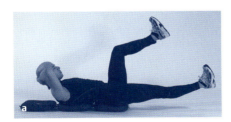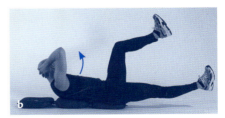

▶ **Abb. 10.7** Level III.

10.1.4   **Übung 4 – Dynair-A gefaltet**

Das Dynair-A wird so gefaltet, dass der Rumpf höher liegt als das Becken (▶ Abb. 10.8). Dies vergrößert den Bewegungsweg und steigert den Trainingsreiz für den M. rectus abdominis.

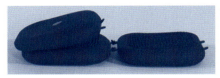

▶ **Abb. 10.8** Gefaltetes Dynair.

    Das Becken neutral und stabil einstellen, den M. transversus konzentrisch ansteuern und dann mit dem Rumpf in eine Streckung bringen (▶ Abb. 10.9a). Von hier aus in die starCrunches gehen (▶ Abb. 10.9b), die Bewegung erfolgt so groß wie möglich, bei stabilem Becken und konzentrischem M. transversus.

    Core-Aufbau (▶ Abb. 10.9a), dann ein Bein strecken (▶ Abb. 10.9c), mit dem größtmöglichen Bewegungsweg starCrunches ausführen (▶ Abb. 10.9d).

Variante: Core-Aufbau (▶ Abb. 10.9e), dann diagonale starCrunches (▶ Abb. 10.9f).

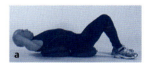 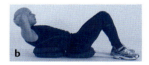 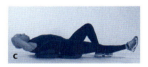

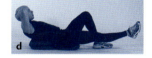 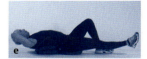 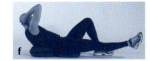

▶ **Abb. 10.9** Übungen am gefalteten Dynair.

10.1.5   **Übung 5 – Dynair andersherum gefaltet**

Das Dynair-A wird so gefaltet, dass das Becken höher liegt als der Rumpf (▶ Abb. 10.10), das verlangt mehr Stabilitätskontrolle und ermöglicht einen größeren Bewegungsweg im Hüftgelenk.

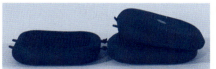

▶ **Abb. 10.10** Dynair gespiegelt.

Core-Ansteuerung und beide Beine in 90/90/90°-Position (▶ **Abb. 10.11a**), anschlie-ßend ein Bein strecken (▶ **Abb. 10.11b**), das Spielbein strecken und senken (▶ **Abb. 10.11c**, ▶ **Abb. 10.11d**), ein Bein strecken, die Kraft im M. transversus verstär-ken und das Spielbein bei **stabilem** Becken in die größtmögliche Streckung senken (▶ **Abb. 10.11e**, ▶ **Abb. 10.11f**), aus dieser **stabilen** Extension starCrunches durchführen (▶ **Abb. 10.11g**), frontal und diagonal.

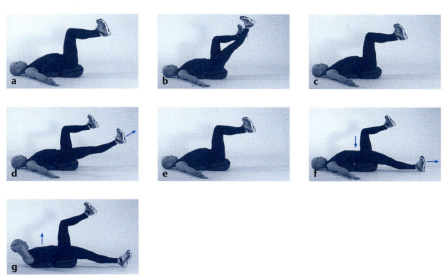

▶ **Abb. 10.11** Extension und starCrunches.

10.2
Training mit dem Aero-Step XL

Der Aero-Step XL (▶ **Abb. 10.12**) mit den 2 Kammern eignet sich gut für Core- und Bauchmuskelübungen. Wichtig ist, dass der Schultergürtel und der Kopf gut platziert sind. Es soll so viel Rumpf wie möglich auf dem Aero-Step XL und ein kleiner Streifen des Schultergürtels am Boden aufliegen.

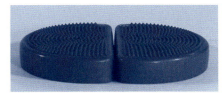

▶ **Abb. 10.12** Aero-Step XL.

10.2.1 Übung 1 – starCrunches aus der Extension

Ausgangsposition wie in ▶ Abb. 10.13a gezeigt, Becken neutral, M. transversus ange-steuert, Thorax in Extension, dann Anheben des Thorax nach neutral oder in einen starCrunch (▶ Abb. 10.13b).

Variante: Core-Aufbau, starCrunches diagonal (▶ Abb. 10.13c, ▶ Abb. 10.13d).

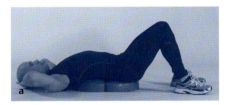
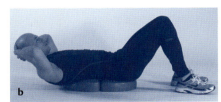
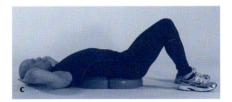
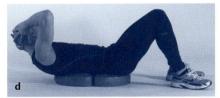

▶ **Abb. 10.13** starCrunches aus der Extension.

10.2.2 Übung 2 – Level II

Ausgangsposition und Core-Aufbau wie oben (▶ Abb. 10.13), dann ein Bein mit Fersen-schub strecken (▶ Abb. 10.14a), aus der Extension nach neutral bis in einen starCrunch, der M. transversus muss konzentrisch arbeiten (▶ Abb. 10.14b). Aus der Extension in einen diagonalen starCrunch gehen (▶ Abb. 10.14c, ▶ Abb. 10.14d).

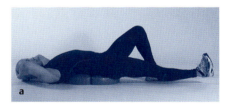
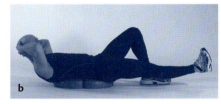
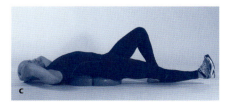
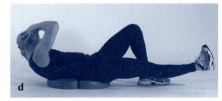

▶ **Abb. 10.14** Level II.

10.3
Training mit Dynair XXL

Das Dynair XXL (▶ **Abb. 10.15a**) ist eine sehr labile Unterlage, bedeutet also eine hohe Stabilisationsanforderung.

Die Ausgangsposition auf dem Dynair XXL ist oben (nicht in der Extension), der Bewegungsweg wird jetzt umgedreht. Ausgangsposition ist bei neutralem Becken mit konzentrischem M. transversus die starCrunch-Höhe (▶ **Abb. 10.15b**), von dort aus, so weit die Stabilisationskraft reicht, in die Extension (▶ **Abb. 10.15c**) und mit einer Ausatmung zurück in die starCrunch-Position gehen (▶ **Abb. 10.15b**).

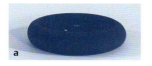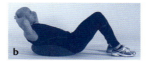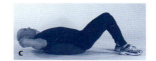

▶ **Abb. 10.15** Dynair XXL.

10.3.1 Übung 1 – Fersendips Level II

In Ausgangsposition liegen der Schultergürtel und Kopf auf dem Boden, das Becken erhöht auf dem Dynair XXL (▶ **Abb. 10.16a**). Core-Aufbau und anschließend mit konzentrischem M. transversus Fersendips ausführen (▶ **Abb. 10.16b**). Das Becken muss neutral stabilisiert sein.

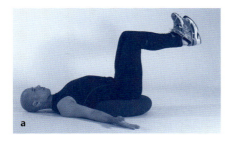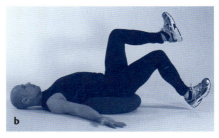

▶ **Abb. 10.16** Fersendips Level II.

10.3.2 Übung 2 – Fersendips Level III

Ausgangsposition und Aufbau wie ► **Abb. 10.16a**. Arme ca. 15 cm vom Boden abheben, stabile Fersendips mit zusätzlicher Anforderung an die Rotationskontrolle ausführen (► **Abb. 10.17**).

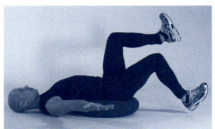

► **Abb. 10.17** Fersendips Level III.

10.3.3 Übung 3 – starCrunches mit Scheibe

Ausgangsposition wie in ► **Abb. 10.15b**, die Gewichtsscheibe auf dem Brustkorb halten (► **Abb. 10.18a**), mit dem Wegschieben der Scheibe den Oberkörper mehr heben (► **Abb. 10.18b**) und zurück in die Ausgangsposition.

Aus der Endposition (► **Abb. 10.18c**) in eine stabile Extension (► **Abb. 10.18d**), zurück in Position c (► **Abb. 10.18c**) und anschließend wieder in Ausgangsposition (► **Abb. 10.18e**). Der größtmögliche Bewegungsweg muss in der Wirbelsäule stabilisiert werden können.

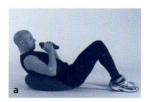
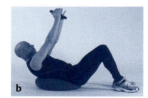
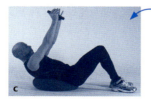
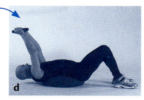
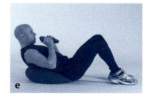

► **Abb. 10.18** starCrunches mit Scheibe.

Praxis

10.4
Training mit dem Jumper

Der Jumper (▶ **Abb. 10.19**) sieht aus wie ein halber Ball, hat aber ganz andere Materialeigenschaften. Er ist ausgezeichnet dafür geeignet, sich mit einer gewissen Labilität große Bewegungsradien zu erarbeiten. Die Festigkeit des Jumpers gibt in der Extension eine gute und angenehme Stützung der Wirbelsäule.

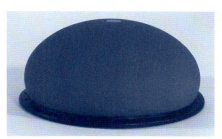

▶ **Abb. 10.19** Jumper.

10.4.1 **Übung 1**

Ausgangsposition: Becken neutral, Rumpf in Extension, Core angesteuert (▶ **Abb. 10.20a**), mit der Ausatmung den Oberkörper nach neutral und/oder bis in einen starCrunch heben (▶ **Abb. 10.20b**).

Varianten: Ausgangsposition wie oben (▶ **Abb. 10.20a**, ▶ **Abb. 10.20c**), mit der Ausatmung den Oberkörper diagonal anheben (▶ **Abb. 10.20d**). Ausgangsposition wie oben (▶ **Abb. 10.20a**, ▶ **Abb. 10.20c**), ein Bein über Fersenschub strecken, Bewegungsweg aus neutral in eine stabile Extension (▶ **Abb. 10.20e**), dann mit der Ausatmung in einen starCrunch, frontal und/oder diagonal (▶ **Abb. 10.20f**).

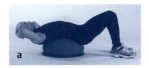
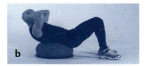
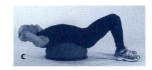
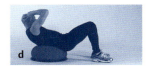
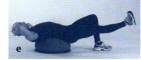
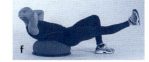

▶ **Abb. 10.20** Training mit dem Jumper.

10.4.2 Übung 2

Ausgangsposition: Seitlage, das Becken neutral, die Lordose eingestellt, das Brustbein gehoben, das Spielbein auf den Boden gestellt (▶ **Abb. 10.21a**). Den Rumpf in eine Seitneigung anheben und so weit wie möglich in die andere Richtung sinken lassen (▶ **Abb. 10.21b**).

Variante: Ausgangsposition wie oben (▶ **Abb. 10.21a**), das Spielbein jedoch abgehoben (▶ **Abb. 10.21c**), so große Seitneigung wie möglich (▶ **Abb. 10.21d**).

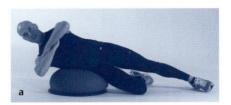
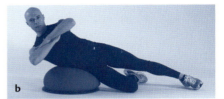
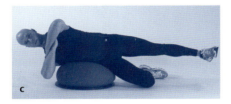
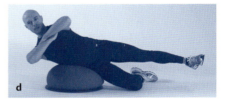

▶ **Abb. 10.21** Jumper in Seitlage.

10.4.3 Übung 3 – Level II

Ausgangsposition: Stabile Langbankstellung mit replatziertem stabilem Schultergürtel (▶ **Abb. 10.22a**), einen Fuß wenige Millimeter heben, dann das Bein über den Fersenschub in eine Extension schieben, andere Seite (▶ **Abb. 10.22b**).

Variante: Ausgangsposition wie oben (▶ **Abb. 10.22a**, ▶ **Abb. 10.22c**); ein Bein anziehen (▶ **Abb. 10.22d**) und von dort das Bein in eine Extension schieben (▶ **Abb. 10.22e**), in beiden Bewegungen muss die Lordose absolut stabil gehalten bleiben.

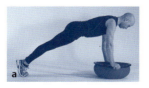
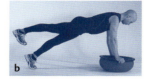
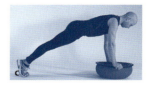
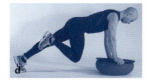
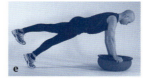

▶ **Abb. 10.22** Level II.

10.4.4 **Übung 4 – Level III**

Ausgangsposition wie oben (► **Abb. 10.23a**); ein Bein abheben und so weit wie möglich überkreuzen (► **Abb. 10.23b**), Lordose und Schultergürtel müssen stabil gehalten bleiben.

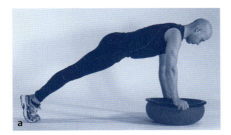 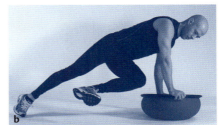

► **Abb. 10.23** Level III.

10.5
Training mit dem Ball

Der Ball (► **Abb. 10.24**) ist eines der besten Trainingsgeräte, um das Core-System anzusteuern und die Bauchmuskulatur zu trainieren. Der Vorteil des Balles ist unter anderem, dass der Bewegungsweg vergrößert und so die globale Muskulatur ohne Bandscheibenbelastung gut trainiert werden kann.

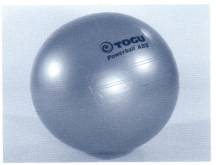

► **Abb. 10.24** Ball.

10.5.1 Übung 1

Ausgangsposition: Aufrechte Haltung mit ca. 10°-Inklination einnehmen. Mit intensiver Längsspannung das Core-System ansteuern, atmen (▶ **Abb. 10.25a**). Mit der Längsspannung und der Core-Ansteuerung erst den Vorfuß heben und dann den ganzen Fuß wenige Millimeter abheben, der Körper bleibt so ruhig wie möglich (▶ **Abb. 10.25b**).

Variante: Ausgangsposition wie oben (▶ **Abb. 10.25a**), dann Rotation zu einem Bein (▶ **Abb. 10.25c**). Core-Ansteuerung, dann den Vorfuß und anschließend den ganzen Fuß wenige Millimeter von Boden abheben, atmen (▶ **Abb. 10.25d**).

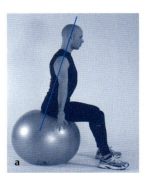 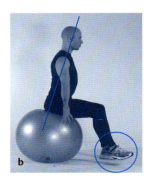

▶ **Abb. 10.25** Core und Körperhaltung.

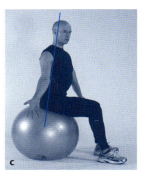 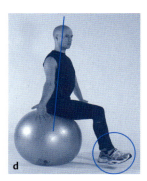

10.5.2 Übung 2 – Rektus-Rolle

Ausgangsposition: Vor dem Ball knien und die Unterarme auf den Ball legen (▶ **Abb. 10.26a**). Dann Core-Ansteuerung und langsam den Ball wegrollen, so weit wie möglich (▶ **Abb. 10.26b**, ▶ **Abb. 10.26c**).

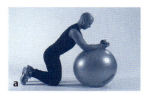 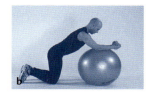 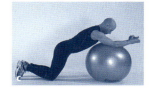

▶ **Abb. 10.26** Rektus-Rolle.

10.5.3 Übung 3 – Level II

Übung wie oben (▶ **Abb. 10.26**), durch den längeren Hebel ergibt sich eine größere Herausforderung (▶ **Abb. 10.27**).

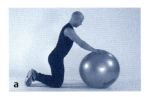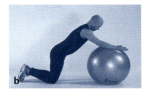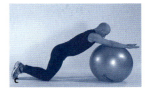

▶ **Abb. 10.27** Level II.

10.5.4 Übung 4 – Rektus-Zug

Ausgangsposition: Neutrale Körperhaltung, stabile Längsspannung, Core-Ansteuerung und dann den Ball an das Becken heranziehen und wieder wegschieben (▶ **Abb. 10.28a**, ▶ **Abb. 10.28b**).

Variante: Ausgangsposition: Neutrale Körperhaltung, stabile Längsspannung (▶ **Abb. 10.28a**), Core-Ansteuerung, dann den Ball mit einer Rotation im Becken heranziehen und wieder wegschieben (▶ **Abb. 10.28c**, ▶ **Abb. 10.28d**).

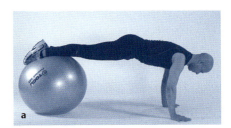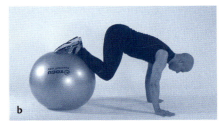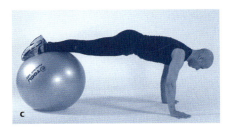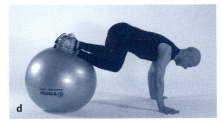

▶ **Abb. 10.28** Rektus-Zug.

10.5.5 Übung 5 – starCrunches mit Ball

Ausgangsposition: Rückenlage, Core-Ansteuerung, dann in eine stabile Streckung, zurück nach neutral, dann in einen starCrunch und wieder nach neutral (▶ **Abb. 10.29**).

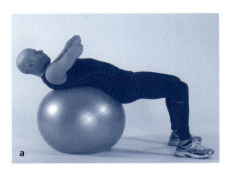
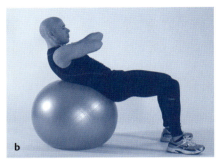

▶ **Abb. 10.29** starCrunches mit Ball.

10.5.6 Übung 6 – Level II

Übung wie oben (▶ **Abb. 10.29**), die Hände sind hinter dem Kopf verschränkt (▶ **Abb. 10.30a**), durch den längeren Hebel ergibt sich eine höhere Anforderung (▶ **Abb. 10.30b**).

Variante: Übung wie oben (▶ **Abb. 10.30a**, ▶ **Abb. 10.30c**), aus der stabilen Streckung in einen diagonalen starCrunch gehen (▶ **Abb. 10.30d**).

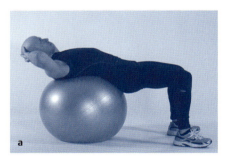
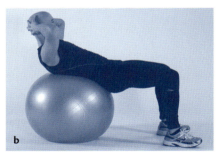
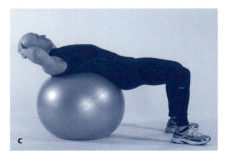
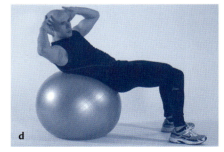

▶ **Abb. 10.30** Level II.

10.5.7 Übung 7 – Level III

Ausgangsposition Level II, ein angepasstes, herausforderndes Gewicht vor dem Brust-korb (▶ Abb. 10.31a). Dann in einen starCrunch (▶ Abb. 10.31b), das Gewicht wegstem-men, Schultergürtel neutral und stabil (▶ Abb. 10.31c), Oberkörper und Gewicht in eine Extension (▶ Abb. 10.31d), starCrunch zurück wie Position c (▶ Abb. 10.31e), Ge-wicht zurück auf den Brustkorb senken (▶ Abb. 10.31f) und in die Ausgangsposition (▶ Abb. 10.31a).

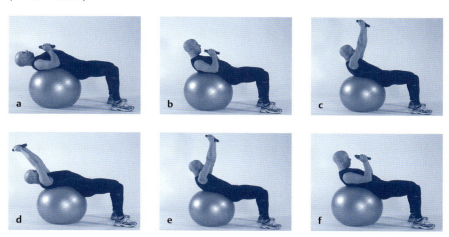

▶ **Abb. 10.31** Level III.

10.5.8 Übung 8 – Obliquen-Rollen

Ausgangsposition: Schultergürtel liegt auf dem Ball, der Rumpf ist in einer neutralen Position, Core-Ansteuerung, der Stab dient zur Bewegungskontrolle (▶ Abb. 10.32a). Aus der stabilen Streckung in eine neutrale Position (▶ Abb. 10.32b). Mit kleinen Schritten zur Seite wandern, der Stab soll parallel zum Boden laufen, es darf keine Ro-tation oder Seitneigung entstehen (▶ Abb. 10.32c). Zurück zur Mitte wandern und auf die andere Seite wechseln (▶ Abb. 10.32d, ▶ Abb. 10.32e).

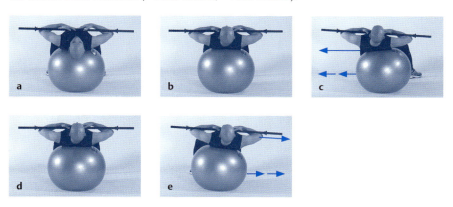

▶ **Abb. 10.32** Obliquen-Rollen.

10.5.9 Übung 9 – Rumpf-Hüft-Connection

Ausgangsposition: Becken neutral, Ball zwischen den Beinen (▶ Abb. 10.33a). Core-Ansteuerung, M. transversus bewusst konzentrisch verstärken und dann den Ball 2–3 cm wegschieben, Lordose absolut stabil (▶ Abb. 10.33b).

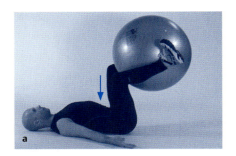
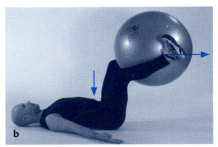

▶ **Abb. 10.33** Basisübung.

Varianten: Aus der neutralen Ausgangsposition Core-Ansteuerung (▶ Abb. 10.34a), dann den Ball nach rechts transportieren, gleichzeitig das Brustbein heben und die Längsspannung verstärken (▶ Abb. 10.34b). Zurück zur Ausgangsposition, andere Seite (▶ Abb. 10.34c). Die gleiche Übung mit dem gleichen Aufbau wie oben (▶ Abb. 10.34a), die Arme abgehoben, Schultergürtel aktiv replatziert (▶ Abb. 10.34d, ▶ Abb. 10.34e, ▶ Abb. 10.34f).

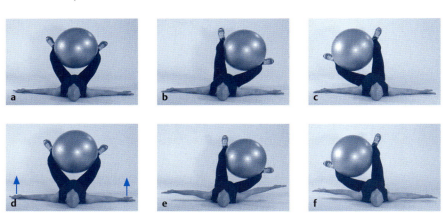

▶ **Abb. 10.34** Rumpf-Hüft-Connection.

10.6
Training mit dem Step

Der Step wird in eine Schräglage gebracht. Aus dieser Position ergibt sich ein anderer, anspruchsvollerer Hebel oder/und ein längerer Bewegungsweg.

10.6.1 Übung 1 – Crunch

Aus der neutralen Rückenlage den Kopf stützen, den M. transversus konzentrisch ansteuern und den Thorax heben, solange der M. transversus nach innen arbeitet (▶ Abb. 10.35).

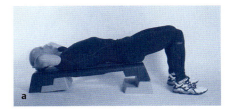 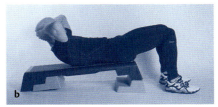

▶ **Abb. 10.35** Crunch.

Variante: Diagonaler Crunch (▶ **Abb. 10.36**).

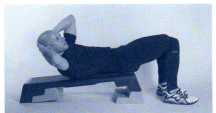

▶ **Abb. 10.36** Variante diagonaler Crunch.

10.6.2 Übung 2 – Level II – Fersendips aus Sitzhaltung

So neutral wie möglich sitzen (Hände können auch auf dem Boden abgestützt werden), M. transversus konzentrisch ansteuern und beim Ausatmen abwechselnd einen Fersendip ausführen (▶ Abb. 10.37).

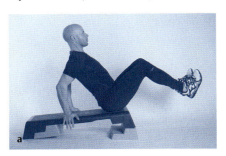 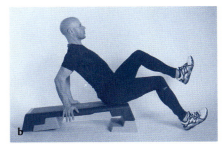

▶ **Abb. 10.37** Level II – Fersendips aus Sitzhaltung.

10.6.3 Übung 3 – Fersendips mit langem Bewegungsweg

Aus der neutralen Rückenlage den M. transversus konzentrisch ansteuern und abwechselnd die Fersendips so tief wie möglich ausführen. Das Becken muss neutral und der M. transversus konzentrisch bleiben, die Bewegung kommt aus dem Hüftgelenk (▶ Abb. 10.38).

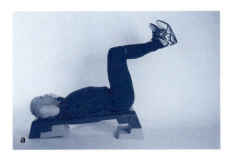 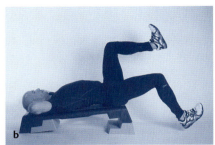

▶ **Abb. 10.38** Fersendips mit langem Bewegungsweg.

10.6.4 Übung 4 – Fersendip und Fersenschub in Extension

Aus der 90/90/90°-Position mit konzentrischem M. transversus ein Bein strecken und weit senken, das Becken muss stabil und neutral bleiben (▶ Abb. 10.39).

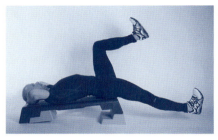

▶ **Abb. 10.39** Fersendip und Fersenschub in Extension.

Varianten: Den Fersendip mit Crunches und diagonalen Crunches kombinieren (▶ Abb. 10.40**a**), den Fersenschub mit Crunches und diagonalen Crunches kombinieren (▶ Abb. 10.40**b**).

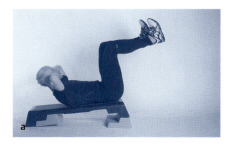 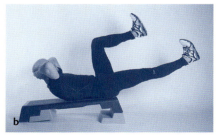

▶ **Abb. 10.40** Fersendip und Fersenschub mit Crunches.

10.6.5 Übung 5 – Level III – Käfer

Aus der Rückenlage auf dem schrägen Step, mit konzentrischem M. transversus, gleichzeitig einen diagonalen Crunch und Fersenschub ausführen (▶ **Abb. 10.41**).

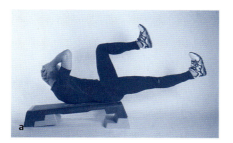 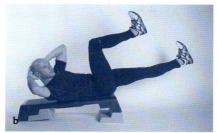

▶ **Abb. 10.41** Level III – Käfer.

10.7
Training mit dem Gymstick

Der Gymstick (▶ Abb. **10.42**) eignet sich ausgezeichnet dafür, in aufrechter Haltung mit stabilen Beinachsen die schrägen Bauchmuskeln zu trainieren.

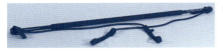

▶ **Abb. 10.42** Gymstick.

10.7.1 Übung 1 – Obliquen-Rotation

Aufrechte Haltung, das Becken neutral, die Knie gebeugt, den Oberkörper so weit rotieren wie möglich. Um Becken und Beine stabil zu halten, kann im Becken eine angepasste Gegenrotation angesteuert werden (▶ Abb. **10.43**).

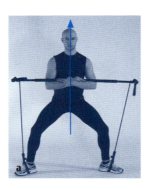
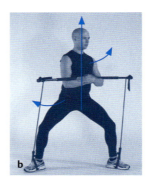

▶ **Abb. 10.43** Obliquen-Rotation, Übung 1.

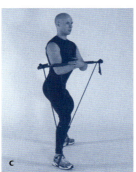
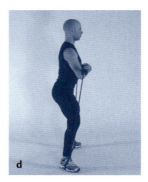

10.7.2 Übung 2 – Obliquen-Rotation

Die gleiche Übung (▶ Abb. 10.43) mit gestreckten Knien verlangt noch mehr Stabilisationskraft im Becken und in den Beinen (▶ Abb. 10.44).

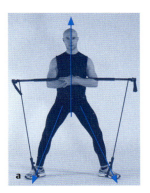
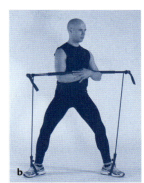

▶ **Abb. 10.44** Obliquen-Rotation, Übung 2.

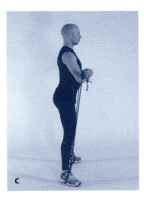
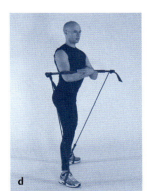

10.7.3 Übung 3 – Obliquen-Rotation mit Gewichten

Aus aufrechter Haltung in der Grätschposition mit Gewichtsverlagerung das Gewicht in die Diagonale führen. Das Becken bleibt stabil, der Schultergürtel platziert (▶ Abb. 10.45).

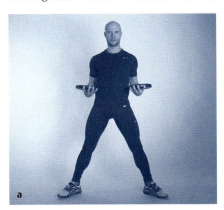
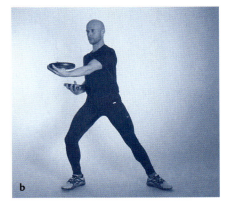

▶ **Abb. 10.45** Obliquen-Rotation mit Gewichten.

11 Bauchmuskeltraining an Geräten

Der Vorteil des Bauchmuskeltrainings an Geräten ist die einfachere Bewegungskontrolle, sie ist also für Einsteiger besonders sinnvoll. Nach einem guten Aufbau empfehle ich als nächsten Schritt die Übungen am Kabelzug, weil diese mehr funktionelle Muskelketten in die Bewegung integrieren.

Bei der Gerätewahl sollte darauf geachtet werden, dass die Bewegung auch aus der und in die Streckung gemacht werden kann (▶ **Abb. 11.1a**). Lässt dies ein Gerät nicht zu, dann rate ich von der Übung ab.

Bei der Bewegung in die Beugung **nicht** bis an das Bewegungsende gehen, sondern mit so viel Längsspannung wie möglich den Umkehrpunkt vorher wählen.

11.1
Übung 1

Ausgangsposition: Neutrale aufrechte Haltung (▶ **Abb. 11.1a**), dann Core-Ansteuerung und anschließend mit so viel Längsspannung wie möglich in die Extension (▶ **Abb. 11.1b**), zurück nach neutral, in eine Flexion (▶ **Abb. 11.1c**) und zurück nach neutral.

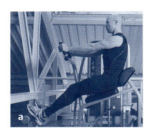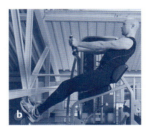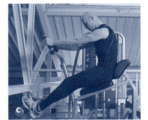

▶ **Abb. 11.1** Bauchmuskeltraining an Geräten.

11.2
Übung 2

Ausgangsposition wie oben, das Gewicht in einer Hand (▶ **Abb. 11.2a**), Bewegung aus neutral in die Extension (▶ **Abb. 11.2b**) und in die Flexion.

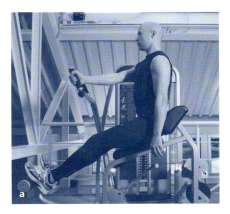
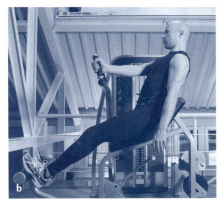

▶ **Abb. 11.2** Gewicht in einer Hand.

11.2.1 Rotationskraft am Gerät

Die entsprechenden Geräte eignen sich dafür, die schräge Bauchmuskulatur und die Rotationskraft sowie die Rotationskontrolle ohne Bandscheibenbelastung zu verbessern. Dafür ist eine neutrale aufrechte Haltung einzunehmen, die während des ganzen Bewegungsweges stabil gehalten werden muss.

Ausgangsposition: Aufrechte Haltung aus neutralem Becken, dann Core-Ansteuerung und anschließend mit viel Längsspannung den Oberkörper rotieren (▶ **Abb. 11.3**). Je nach Ziel ist die Bewegung groß und langsam (Rotationskraft) oder klein und schneller (Rotationskontrolle).

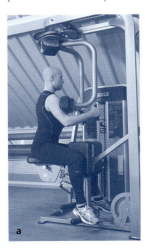
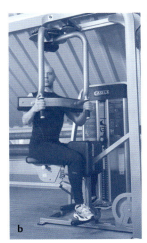

▶ **Abb. 11.3** Rotationskraft am Gerät.

11.2.2 Schlingen

Das Bauchmuskeltraining aus den Schlingen ist eine meiner liebsten Übungen. Man kann nicht nur ausgezeichnet das Core-System ansteuern, sondern auch die globale Bauchmuskulatur. Dies geschieht immer funktionell verknüpft mit Schultergürtel, Becken und Hüftgelenk.

Ein weiterer Vorteil dieser Übung ist die Entlastung der Bandscheiben. Sogar in der Beugung ist Zug auf den Bandscheiben und besteht kein bis nur sehr wenig Scherbelastungsdruck.

Übung 1

Ausgangsposition: Sich mit replatziertem stabilem Schultergürtel in die Schlingen hängen (▶ Abb. 11.4a), ein Knie anheben, der M. transversus arbeitet konzentrisch (▶ Abb. 11.4b).

Variante: Ausgangsposition wie oben (▶ Abb. 11.4a, ▶ Abb. 11.4c), ein Knie anheben, das andere Bein in eine Streckung schieben (▶ Abb. 11.4d), der M. transversus arbeitet konzentrisch.

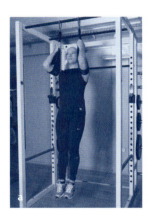
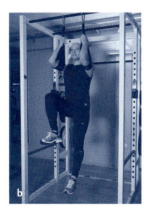
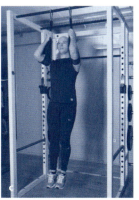
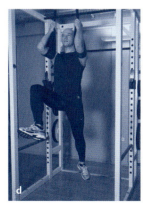

▶ **Abb. 11.4** Schlingen.

Übung 2 – Level II

Ausgangsposition: Sich mit replatziertem stabilem Schultergürtel in die Schlingen hängen (▶ Abb. 11.5a), beide Knie anheben (▶ Abb. 11.5b), der M. transversus arbeitet konzentrisch.

Variante: Ausgangsposition wie oben (▶ Abb. 11.5a, ▶ Abb. 11.5c), die Knie breiter, mit mehr Außenrotation anheben (▶ Abb. 11.5d).

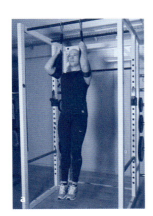
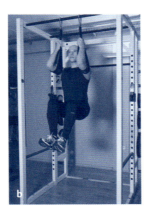

▶ **Abb. 11.5** Level II.

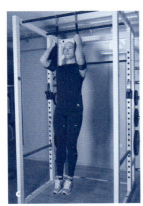
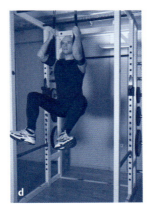

Praxis

Übung 3 – Level III

Ausgangsposition wie oben, beide Beine gestreckt nach vorne heben (▶ Abb. 11.6), der M. transversus arbeitet konzentrisch.

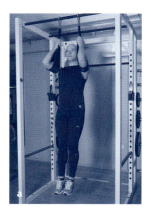 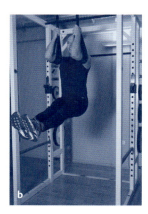

▶ **Abb. 11.6** Level III.

11.2.3 Kabelzug

Auch am Kabelzug müssen während der Bauchmuskelübungen alle beteiligten Muskeln in funktionellen Ketten arbeiten. Das ist einerseits anspruchsvoll, gleichzeitig jedoch sehr wertvoll und effizient. Das Core-System kann ausgezeichnet angesteuert werden, die Kontrolle der Körperhaltung verlangt viel Kraft, die globale Muskulatur kann maximal ermüdet und verbessert („gepumpt") werden.

Übung 1 – Crunch am Kabelzug im Knien

Der „Kabel-Crunch" aus der knienden Ausgangsposition (▶ Abb. 11.7) ist eine der wenigen Übungen, die eine Beugung und konzentrische Leistung des M. rectus abdominis mit wenig LWS-Belastung ermöglicht. Der axiale Zug auf die Wirbelsäule reduziert die Bandscheibenbelastung.

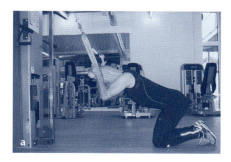 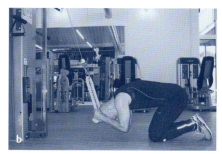

▶ **Abb. 11.7** Crunch am Kabelzug.

Übung 2 – Level II – diagonaler Zug

Ausgangsposition: Mit stabiler Lordose und schöner Längsspannung (► **Abb. 11.8a**) in Grätschposition das Gewicht von diagonal unten zum Brustkorb (► **Abb. 11.8b**) und anschließend nach diagonal oben ziehen (► **Abb. 11.8c**).

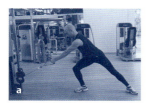 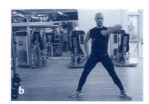 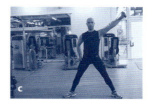

► **Abb. 11.8** Level II – diagonaler Zug.

Übung 3 – Level II – Rotation

Ausgangsposition: Aus der Schrittstellung mit einer Rotation im Oberkörper das Gewicht laden (► **Abb. 11.9a**), erst nach vorne schieben, Oberkörper frontal und anschließend weiter in eine Rotation schieben (► **Abb. 11.9b**, ► **Abb. 11.9c**).

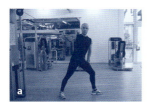 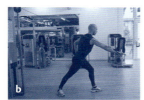 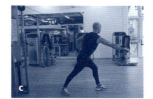

► **Abb. 11.9** Level II – Rotation.

Übung 4 – Level III

Ausgangsposition: Grätschposition mit stabiler, aufrechter Haltung (► **Abb. 11.10a**), aus einer Rotation das Gewicht mit gestreckten Armen nach vorne ziehen, sodass der Oberkörper frontal steht (► **Abb. 11.10b**), als nächste Steigerung den Oberkörper etwas (wenig) weiter drehen.

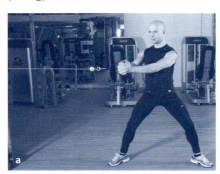 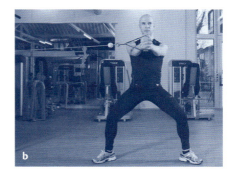

► **Abb. 11.10** Level III.

11.2.4 Schrägbank

Ein korrektes Bauchmuskeltraining auf der Schrägbank braucht sehr viel Kraft und eignet sich nur für fortgeschrittene Teilnehmer, fortgeschritten in der Core-Kompetenz, fortgeschritten in der Kraft.

Der Vorteil der Ausgangsposition ist die Entlastung des Beckenbodens, was allen Frauen sehr entgegenkommt. In dieser Übung ist es jedoch sehr anspruchsvoll, mit dem M. transversus konzentrisch zu arbeiten. Wer dies noch nicht umsetzen kann, muss auf die Übung verzichten, um seine Bandscheiben zu schonen.

Ausgangsposition: Neutrale Position in einem angepassten Neigungswinkel (▶ Abb. 11.11a), dann Core-Ansteuerung und mit einer Ausatmung in einen starCrunch gehen (▶ Abb. 11.11b). Die Hände können je nach Kraftfähigkeit vor dem Körper oder hinter dem Kopf platziert werden (▶ Abb. 11.11c).

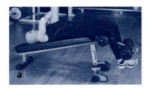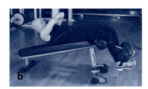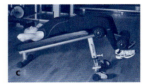

▶ **Abb. 11.11** Schrägbank.

12 Trainingspläne

Die Trainingspläne sind dafür geeignet, zu Hause oder ergänzend zu einem anderen Training die Bauch- bzw. die Rumpfmuskulatur zu verbessern. Wer in der Bewegungsausführung unsicher ist, kann Unterricht bei einem Personal Trainer buchen, damit die Bewegungsqualität kontrolliert und verbessert werden kann. Es empfiehlt sich, das Bauchmuskelbuch mitzunehmen, damit man nicht Fehler von Trainern „alter Schule" macht. Will der Trainer, dass die Lordose aufgelöst und abgeflacht, vielleicht gar in den Boden gedrückt wird, ist man falsch beraten.

Atmung: Man sollte daran denken, immer während des konzentrischen, anstrengenden Bewegungsweges auszuatmen. Wichtig: keine Pressatmung, die Atmung nicht anhalten! Werden am Schluss der Übung, zur größtmöglichen Ermüdung, Endkontraktionen durchgeführt, darf flach und kurz geatmet werden, auch dann muss der Bauch nach innen arbeiten.

12.1
Work-out für zu Hause ohne Hilfsmittel – Level I
12.1.1 Übung 1 – Mobilisation der Wirbelsäule

Ausgangsposition: Vierfüßlerstand (▶ **Abb. 12.1a**).

Bewegung: Mobilisation, große Beugung, große Streckung (▶ **Abb. 12.1b**).

Wiederholung/Zeit: 2–4-mal.

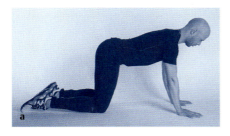 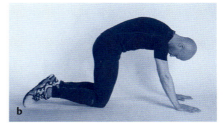

▶ **Abb. 12.1** Mobilisation der Wirbelsäule.

12.1.2 **Übung 2 – Core-Ansteuerung**

Ausgangsposition: Vierfüßlerstand (▶ **Abb. 12.1a**).

Bewegung: Core-Ansteuerung, „Liftfahren" mit dem Bauch, die Bauchdecke kontrolliert langsam tief sinken lassen, anschließend langsam so hoch heben wie möglich, Bauch oben halten und 3–4 Atemzüge weiteratmen (▶ **Abb. 12.2**).

Wiederholung/Zeit: 2–3-mal.

Besonderes: Während sich die Bauchdecke bewegt, muss die Wirbelsäule ganz ruhig gehalten werden.

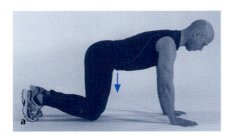 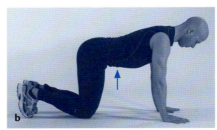

▶ **Abb. 12.2** Core-Ansteuerung.

12.1.3 **Übung 3**

Ausgangsposition: Vierfüßlerstand (▶ **Abb. 12.1a**).

Bewegung: Die Knie wenige Millimeter vom Boden abheben (▶ **Abb. 12.3**).

Wiederholung/Zeit: Die Zeit von Tag zu Tag steigern.

Besonderes: Schultern weg von den Ohren, Schultern stabil.

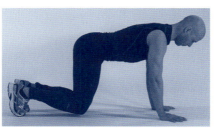

▶ **Abb. 12.3** Knie abheben.

12.1.4 Übung 4 – Core-Ansteuerung

Ausgangsposition: Rückenlage, Lordose einnehmen, Bauchdecke nach innen ziehen (▶ Abb. 12.4a, ▶ Abb. 12.4b).

Bewegung: Langsam (4 s pro Weg), während der Ausatmung, abwechselnd eine Ferse zum Boden senken (▶ Abb. 12.4c).

Wiederholung/Zeit: 3-mal 4–12 Wiederholungen.

Besonderes: Die Bauchdecke darf sich beim Einatmen leicht nach außen bewegen, beim Ausatmen muss sie sich nach innen bewegen.

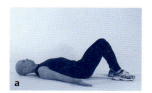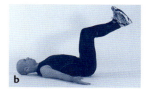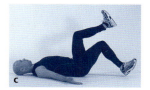

▶ **Abb. 12.4** Core-Ansteuerung in Rückenlage.

12.1.5 Übung 5

Ausgangsposition: Vierfüßlerstand, Knie vom Boden abheben (▶ Abb. 12.5a).

Bewegung: Langsam mit kleinen Schritten nach hinten wandern, bleiben, 3–4-mal atmen und langsam zurückwandern (▶ Abb. 12.5b, ▶ Abb. 12.5c, ▶ Abb. 12.5d, ▶ Abb. 12.5e). Entspannen, mobilisieren wie in Übung 1 (▶ Abb. 12.1).

Wiederholung/Zeit: Die Wanderung 3-mal wiederholen.

Besonderes: Schultern weg von den Ohren, Schultern stabil.

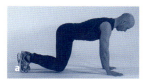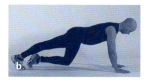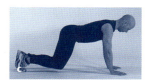
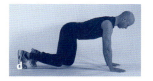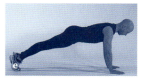

▶ **Abb. 12.5** Nach hinten wandern.

12.1.6 Übung 6

Ausgangsposition: Lordose einnehmen, Bauchdecke nach innen ziehen (► **Abb. 12.6a**).

Bewegung: Langsam, während der Ausatmung den Oberkörper heben (► **Abb. 12.6b**). Die Bewegung ist klein, das Becken muss neutral gehalten bleiben.

Wiederholung/Zeit: 3-mal 4–12 Wiederholungen.

Besonderes: Die Bauchdecke darf sich beim Einatmen leicht nach außen bewegen, beim Ausatmen muss sie sich nach innen bewegen.

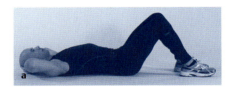 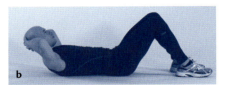

► **Abb. 12.6** Oberkörper anheben.

12.1.7 Übung 7

Ausgangsposition: Rückenlage, ein Bein gestreckt über dem Boden, Lordose einnehmen, Bauchdecke nach innen ziehen (► **Abb. 12.7a**).

Bewegung: Langsam, während der Ausatmung den Oberkörper heben (► **Abb. 12.7b**). Die Bewegung ist klein, das Becken muss neutral gehalten bleiben.

Wiederholung/Zeit: 3-mal 4–12 Wiederholungen.

Besonderes: Die Bauchdecke darf sich beim Einatmen leicht nach außen bewegen, beim Ausatmen muss sie sich nach innen bewegen.

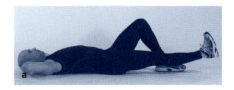 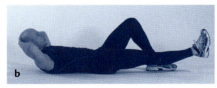

► **Abb. 12.7** Oberkörper anheben, gestrecktes Bein.

12.2
Work-out für zu Hause ohne Hilfsmittel – Level II

12.2.1 Übung 1 – Core-Ansteuerung

Ausgangsposition: Rückenlage, Lordose einnehmen, Bauchdecke nach innen ziehen (▶ Abb. 12.8a, ▶ Abb. 12.8b).

Bewegung: Langsam (4 s pro Weg), während der Ausatmung, abwechselnd eine Ferse zum Boden senken (▶ Abb. 12.8c).

Wiederholung/Zeit: 3-mal 4–12 Wiederholungen.

Besonderes: Die Bauchdecke darf sich beim Einatmen leicht nach außen bewegen, beim Ausatmen muss sie sich nach innen bewegen.

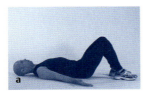 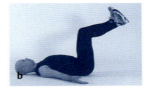 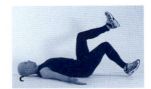

▶ **Abb. 12.8** Core-Ansteuerung Level II.

12.2.2 Übung 2

Ausgangsposition: Rückenlage, ein Bein gestreckt über dem Boden, Lordose einnehmen, Bauchdecke nach innen ziehen (▶ Abb. 12.9a).

Bewegung: Langsam, während der Ausatmung, abwechselnd den Oberkörper nach oben und den Oberkörper zum gebeugten Bein heben (▶ Abb. 12.9b, ▶ Abb. 12.9c, ▶ Abb. 12.9d).

Wiederholung/Zeit: Je 1-mal 4–12 Wiederholungen nach rechts und nach links.

Besonderes: Die Bauchdecke darf sich beim Einatmen leicht nach außen bewegen, beim Ausatmen muss sie sich nach innen bewegen.

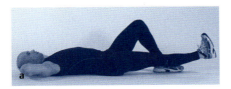 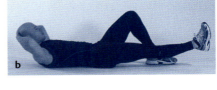

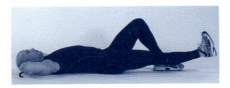 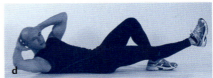

▶ **Abb. 12.9** Oberkörper zum gebeugten Bein heben.

12.2.3 Übung 3

Ausgangsposition: Rückenlage, Beine in 90/90/90°-Position, Lordose einnehmen, Bauchdecke nach innen ziehen (▶ Abb. 12.10a).

Bewegung: Langsam, während der Ausatmung, abwechselnd den Oberkörper zur Seite drehen, auf der Seite bleiben, 3–4 Atemzüge (▶ Abb. 12.10b).

Wiederholung/Zeit: Je 1-mal pro Seite mit abgelegten Armen und je 1-mal mit abgehobenen Armen (▶ Abb. 12.10c, ▶ Abb. 12.10d, ▶ Abb. 12.10e, ▶ Abb. 12.10f).

Besonderes: Die Lordose während der Drehung halten, das Brustbein heben.

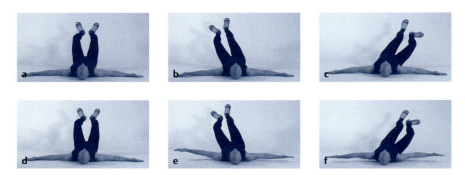

▶ **Abb. 12.10** Drehbewegung.

12.2.4 Übung 4

Ausgangsposition: Vierfüßlerstand, Core-Aufbau (▶ Abb. 12.11a).

Bewegung: Langsam, mit ganz ruhigem Rumpf, Schritt für Schritt in eine Langbankposition wandern (▶ Abb. 12.11b, ▶ Abb. 12.11c, ▶ Abb. 12.11d), atmen, Längsspannung.

Übungserweiterung: Den Boden aktiv wegschieben, langsam eine Hand wenige Millimeter abheben (▶ Abb. 12.11e), der Rumpf bleibt so ruhig wie möglich, atmen, Hand wechseln, in unterschiedlichen Tempi, zurück in den Vierfüßlerstand.

Wiederholung/Zeit: Die ganze Übung 2–3-mal wiederholen.

Besonderes: Der Rumpf muss während der ganzen Übung stabil bleiben. Zur Entspannung große Mobilisationen der Wirbelsäule und der Handgelenke durchführen.

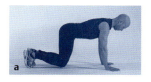
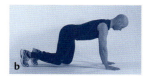
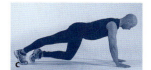
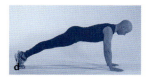
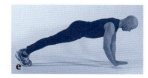

▶ **Abb. 12.11** Vierfüßlerstand, Core-Aufbau.

12.2.5 **Übung 5**

Wie Übung 2 (▶ **Abb. 12.9**).

Ausgangsposition: Rückenlage, ein Bein gestreckt über dem Boden, Lordose einnehmen, Bauchdecke nach innen ziehen (▶ **Abb. 12.12a**).

Bewegung: Langsam, während der Ausatmung, abwechselnd den Oberkörper nach oben und den Oberkörper zum gebeugten Bein heben (▶ **Abb. 12.12b**, ▶ **Abb. 12.12c**, ▶ **Abb. 12.12d**).

Wiederholung/Zeit: Je 1-mal 4–12 Wiederholungen nach rechts und nach links.

Besonderes: Die Bauchdecke soll sich beim Einatmen leicht nach außen bewegen, beim Ausatmen muss sie sich nach innen bewegen.

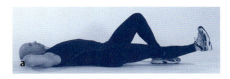
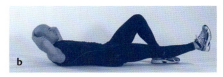
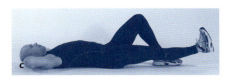
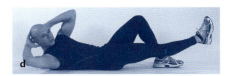

▶ **Abb. 12.12** Oberkörper zum gebeugten Bein anheben.

12.3
Work-out für zu Hause ohne Hilfsmittel – Level III

12.3.1 Übung 1 – Core-Ansteuerung

Ausgangsposition: Rückenlage, Lordose einnehmen, Bauchdecke nach innen ziehen (▶ **Abb. 12.13a**, ▶ **Abb. 12.13b**).

Bewegung: Langsam (4 s pro Weg), während der Ausatmung, abwechselnd eine Ferse zum Boden senken (▶ **Abb. 12.13c**).

Wiederholung/Zeit: 2-mal 4–12 Wiederholungen.

Besonderes: Die Bauchdecke darf sich beim Einatmen leicht nach außen bewegen, beim Ausatmen muss sie sich nach innen bewegen.

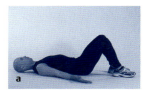 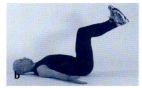 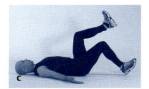

▶ **Abb. 12.13** Core-Ansteuerung Level III.

12.3.2 Übung 2 – starCrunches aus 90/90/90°

Ausgangsposition: Beide Beine in eine 90/90/90°-Position bringen, die Lordose einstellen, M. transversus konzentrisch ansteuern und ein Bein mit Fersenschub strecken (▶ **Abb. 12.14a**).

Bewegung: Oberkörper abwechselnd nach oben und diagonal zum Knie heben (▶ **Abb. 12.14b**, ▶ **Abb. 12.14c**). Als Steigerung bleibt der Oberkörper oben, das Spielbein kann angezogen (nach 90/90/90° gezogen) und wieder gestreckt werden. Als Pause beide Beine anziehen und in die Arme nehmen, die andere Seite aus der 90/90/90°-Position aufbauen.

Wiederholung/Zeit: Jede Seite 1-mal bis zur sehr großen Ermüdung.

Besonderes: Die Übung kann mit Endkontraktionen beendet werden, jedoch nur, solange geatmet werden kann.

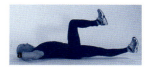 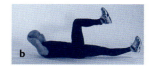 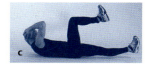

▶ **Abb. 12.14** starCrunches aus der 90/90/90°-Position.

12.3.3 Übung 3 – starCrunches Level III

starCrunch komplex, längster Bewegungsweg, höchste Anforderung.

Ausgangsposition: Lordose einnehmen, das Spielbein über dem Boden mit Fersen-schub wegschieben (▶ Abb. 12.15a).

Bewegung: Oberkörper heben, oben lassen (▶ Abb. 12.15b), das Spielbein in 90/90/90°-Position heben und zurück in die Streckung schieben (▶ Abb. 12.15c, ▶ Abb. 12.15d), das Becken muss neutral bleiben.

Wiederholung/Zeit: Auf jeder Seite bis zur sehr großen Ermüdung, solange geatmet werden kann.

Besonderes: Die Lordose soll so ruhig wie möglich gehalten werden.

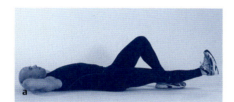
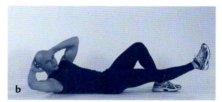
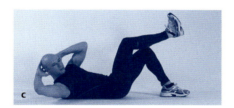
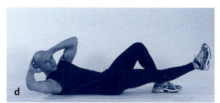

▶ **Abb. 12.15** starCrunches Level III.

12.3.4 Übung 4 – Core-Ansteuerung im Unterarmstand

Ausgangsposition: Unterarmstand, Schultern weg von den Ohren.

Bewegung: Die Bauchdecke langsam nach unten sinken lassen und langsam nach oben ziehen, die Bauchdecke oben halten und weiteratmen, 3–4 Atemzüge (▶ Abb. 12.16).

Wiederholung/Zeit: 1–3 Wiederholungen.

Besonderes: Zur Entspannung große Mobilisationen der Wirbelsäule durchführen.

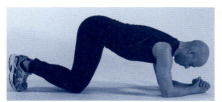

▶ **Abb. 12.16** Core-Ansteuerung im Unterarm-stand.

12.3.5 **Übung 5**

Ausgangsposition: Unterarmstand.

Bewegung: Aufbau über Core, anschließend die Knie wenige Millimeter vom Boden abheben (▶ Abb. 12.17a), 3–4 Atemzüge, Knie wieder hinstellen. Dann Knie abheben und langsam und so stabil wie möglich mit den Füßen nach hinten in eine Langbankposition wandern (▶ Abb. 12.17b, ▶ Abb. 12.17c, ▶ Abb. 12.17d). 3–4 Atemzüge bleiben, mit aktiver Streckung im Rumpf und gut platziertem Schultergürtel. Während der ganzen Übung muss die Lordose gehalten werden.

Wiederholung/Zeit: 1–2-mal langsam mit guter Atmung.

Besonderes: Zur Entspannung im Vierfüßlerstand die Wirbelsäule mobilisieren.

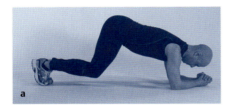 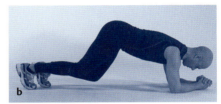

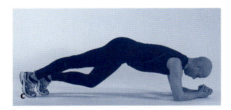 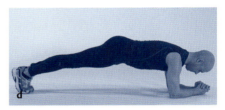

▶ **Abb. 12.17** Unterarmstand mit angehobenen Knien.

12.3.6 **Übung 6 – Stabilisation in der Langbankposition**

Ausgangsposition: Langbankposition im Unterarmstand (Schlussposition aus Übung 5, ▶ Abb. 12.17d).

Bewegung: Ein Bein wenige Millimeter abheben (▶ Abb. 12.18), ruhig 2–3 Atemzüge halten, Fuß wechseln.

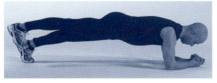

▶ **Abb. 12.18** Stabilisation in der Langbankposition.

Wiederholung/Zeit: Solange die Lordose stabil gehalten werden kann, jede Seite 1–3-mal.

Besonderes: Zur Entspannung in der Bauchlage das Becken etwas schaukeln oder zurückwandern, anschließend im Vierfüßlerstand die Wirbelsäule mobilisieren.

12.3.7 Übung 7 – höchste Anforderung

Ausgangsposition: Langbank im Unterarmstand (► **Abb. 12.17d**).

Bewegung: Mit kleinen Schritten nach außen wandern, als Krönung ein Bein wenige Millimeter abheben (► **Abb. 12.19**), atmen, genießen.

Wiederholung/Zeit: 1–3-mal, solange der Rumpf stabil gehalten und weiter geatmet werden kann.

Besonderes: Zur Entspannung in der Bauchlage das Becken etwas schaukeln oder zurückwandern, anschließend im Vierfüßlerstand die Wirbelsäule mobilisieren.

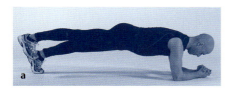 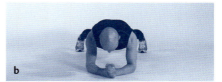

► **Abb. 12.19** Höchste Anforderung.

12.4
Work-out „Post-Reha" – Level I

Nach einer Rückenepisode muss nach abgeschlossener Therapie immer erst die Stabilisation wieder in Funktion gebracht werden. Die tiefen Stabilisatoren arbeiten am besten in neutraler Becken- und Wirbelsäulenposition. Um die segmentale Stabilisation, die Core-Funktion, wieder zu wecken, bleibt keine andere Möglichkeit als die sanften, trainingsuntypischen Ansteuerungsübungen.

Die Übungen sind koordinativ höchst anspruchsvoll und führen nicht zur Ermüdung der globalen Muskeln. Dies ist speziell für leistungsorientierte Sportler schwierig – der Aufwand lohnt sich jedoch.

Im 1. Trainingsschritt „Post-Reha" wird das Bauch- bzw. Core-System in unterschiedlichen Positionen angesteuert, sodass diese ein korrektes, stabiles motorisches Muster bilden und der Bauch wieder nach innen arbeitet (für einen flachen Bauch). Im Aufbautraining „athletisches Stabilisationstraining" kommen dann mehr globale Muskeln dazu. Im 3. Schritt kann mit der Serie „Work-out für zu Hause ohne Hilfsmittel" (Kap. 12.1) begonnen oder ein Training mit Hilfsmitteln (Kap. 10) gewählt werden.

Für ein „Post-Reha"-Training lohnt es sich, einen großen Ball (▶ **Abb. 12.20a**) zu besorgen. Wichtig ist, darauf zu achten, dass beim Sitzen auf dem Ball das Becken höher als die Knie positioniert ist (▶ **Abb. 12.20b**).

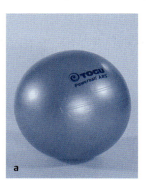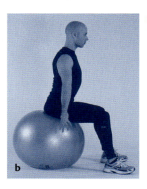

▶ **Abb. 12.20** „Post-Reha"-Training mit dem Ball.

12.4.1 Übung 1 – Mobilisation der Wirbelsäule

Ausgangsposition: Vierfüßlerstand.

Bewegung: Mobilisation, große Beugung, große Streckung (▶ **Abb. 12.21**).

Wiederholung/Zeit: 2–4-mal.

Besonderes: Diese Mobilisation eignet sich auch immer als Bewegungspause zwischen den Übungen, immer im Vierfüßlerstand und nicht im Stehen.

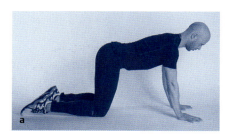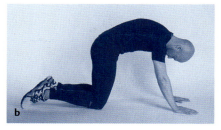

▶ **Abb. 12.21** Mobilisation der Wirbelsäule.

12.4.2 Übung 2 – Core-Ansteuerung

Ausgangsposition: Vierfüßlerstand (▶ **Abb. 12.22a**).

Bewegung: Core-Ansteuerung, „Liftfahren" mit dem Bauch, die Bauchdecke kontrolliert langsam tief sinken lassen, anschließend langsam so hoch heben wie möglich (▶ **Abb. 12.22b**, ▶ **Abb. 12.22c**), Bauch oben halten und 3–4 Atemzüge weiteratmen.

Wiederholung/Zeit: 2–3-mal.

Besonderes: Während sich die Bauchdecke bewegt, muss die Wirbelsäule ganz ruhig gehalten werden.

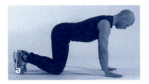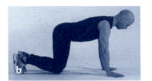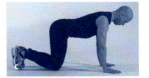

▶ **Abb. 12.22** Core-Ansteuerung.

12.4.3 Übung 3

Ausgangsposition: Vierfüßlerstand, den Boden mit der Kraft der Hände und Arme wegschieben, die Bauchdecke heben (▶ **Abb. 12.23a**).

Bewegung: Die Knie wenige Millimeter vom Boden abheben, die Wirbelsäule absolut ruhig in der Lordose halten, atmen (▶ **Abb. 12.23b**).

Wiederholung/Zeit: Die Durchführungszeit von Tag zu Tag steigern.

Besonderes: Schultern weg von den Ohren, Schultern stabil. Der Schwerpunkt kann etwas nach hinten in Richtung Füße verlagert werden, dann sind Schultergürtel und Hände entlastet.

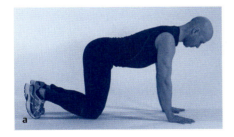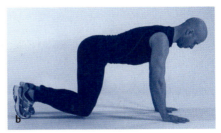

▶ **Abb. 12.23** Knie abheben im Vierfüßlerstand.

12.4.4 Übung 4

Ausgangsposition: Rückenlage, neutrales Becken, Lordose gewählt und eingestellt (▶ **Abb. 12.24**).

Bewegung: Sanft, sehr sanft während der Ausatmung vom Schambein her die Bauch-decke leicht nach innen ziehen und mit dieser **Muskelaktivität** des M. transversus 3–4-mal natürlich atmen, sodass sich die Bauchdecke bewegt, dann die Muskelaktivität des M. transversus wieder loslassen. Anschließend die Aufmerksamkeit in den **Becken-bodenbereich** bringen, die Körperöffnungen schließen und die jetzt spürbare Musku-latur nach innen, in den Beckenraum hineinziehen, die Spannung halten, 3–4-mal natürlich atmen, sodass sich die Bauchdecke bewegt, dann die Beckenbodenaktivität wieder loslassen.

Wiederholung/Zeit: 3-mal via M. transversus, 3-mal via Beckenboden.

Besonderes: Diese Ansteuerungs-Konzentrations-Übung bringt die tiefen Stabilisatoren wieder in ihre Funktion. Ideal ist es, die Übung mehrmals pro Tag 3–4-mal auszuführen.

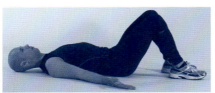

▶ **Abb. 12.24** Ansteuerungs-Konzentrations-Übung.

12.4.5 Übung 5

Ausgangsposition: Rückenlage, neutrales Becken, Lordose gewählt und eingestellt (▶ **Abb. 12.25a**).

Bewegung: Die Aufmerksamkeit in den Beckenbodenbereich bringen, die Körperöffnungen schließen und die jetzt spürbare Muskulatur nach innen, in den Beckenraum hineinziehen, dann sanft, während der Ausatmung, vom Schambein her die Bauchdecke leicht nach innen ziehen und mit dieser Muskelaktivität des M. transversus 3–4-mal natürlich atmen, sodass sich die Bauchdecke bewegt. Anschließend die Konzentration in den M. transversus bringen und während der Ausatmung einen Fuß wenige Millimeter vom Boden abheben (▶ **Abb. 12.25b**) – ohne auch nur die kleinste Bewegung in der Lordose und im Becken. In einem weichen Übergang den Fuß hinstellen und mit einer nächsten Ausatmung den anderen Fuß heben, atmen. Entspannen.

Wiederholung/Zeit: 2-mal.

Besonderes: Auch wenn Übung 4 und 5 gelernt wurden (▶ **Abb. 12.24**, ▶ **Abb. 12.25**) und gut ausgeführt werden können, ist es besonders nach einer Rückenepisode wichtig, die Übung immer wieder zu wiederholen, um ein gutes motorisches Muster aufbauen zu können.

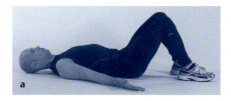 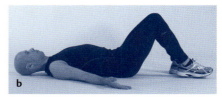

▶ **Abb. 12.25** Fuß leicht anheben.

12.4.6 Übung 6

Ausgangsposition: Sitzen auf einem Ball oder Stuhl, Becken neutral (auf oder 2 mm vor den Sitzbeinhöckern) mit lang gezogener Lordose in einer leichten Neigung nach vorne (▶ **Abb. 12.26a**).

Bewegung: Brustbein heben, viel Längsspannung aufbauen, den Beckenboden heben, den M. transversus vom Schambein her sanft nach innen ziehen, einen Fuß wenige Millimeter heben, mit so wenig Bewegung im Rumpf wie möglich. Besonders wichtig: keine Bewegung in der Lordose. 3–4 ruhige, natürliche Atemzüge bleiben, dann auf die andere Seite wechseln (▶ **Abb. 12.26b**).

Wiederholung/Zeit: 1–2-mal.

Besonderes: Unbedingt die leichte Neigung nach vorne und die Lordose beibehalten.

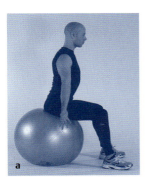
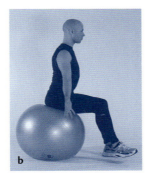

▶ **Abb. 12.26** Auf dem Ball.

12.4.7 Übung 7

Ausgangsposition: In aufrechter Körperhaltung knien, nach vorne geneigt (▶ **Abb. 12.27a**).

Bewegung: Den Beckenboden heben, den M. transversus vom Schambein her sanft nach innen ziehen, keine Bewegung in der Lordose (▶ **Abb. 12.27b**). 3–4 ruhige, natürliche Atemzüge so bleiben. Entspannen.

Wiederholung/Zeit: 2–4-mal.

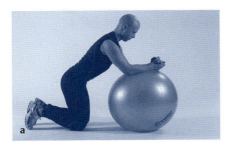
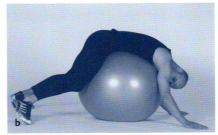

▶ **Abb. 12.27** Knien vor dem Ball.

12.4.8 Übung 8

Ausgangsposition: wie oben (▶ Abb. 12.27a, ▶ Abb. 12.28a).

Bewegung: Ansteuerung wie oben, anschließend etwas nach vorne rollen und die gleiche Übung mit einem längeren Hebel ausführen (▶ **Abb. 12.28b**), 3–4-mal ruhig und langsam atmen und gegebenenfalls den Hebel nochmals verlängern. Entspannen (▶ **Abb. 12.28c**).

Wiederholung/Zeit: Je nach Core-Kraft 2–3 Wiederholungen.

Besonderes: Die Lordose muss absolut ruhig gehalten werden.

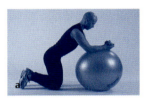 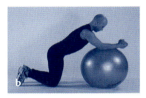 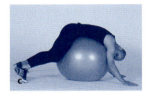

▶ **Abb. 12.28** Auf dem Ball, längerer Hebel.

12.4.9 Übung 9

Als Entspannungspositionen zwischen den Übungen, am Schluss des Programms sowie während des Tages eignen sich diese zwei Positionen (▶ **Abb. 12.29**) ausgezeichnet.

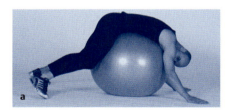 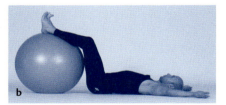

▶ **Abb. 12.29** Entspannungspositionen auf dem Ball.

12.5

Athletisches Stabilisationstraining „Post-Reha" – Level II

12.5.1 Übung 1

Ausgangsposition: Sitzen auf einem Ball oder Stuhl, Becken neutral (auf oder 2 mm vor den Sitzbeinhöckern) mit lang gezogener Lordose in einer leichten Neigung nach vorne (▶ **Abb. 12.30a**).

Bewegung: Brustbein heben, viel Längsspannung aufbauen, den Beckenboden heben, den M. transversus vom Schambein her sanft nach innen ziehen, den Oberkörper zu einem Knie rotieren, dann einen Fuß wenige Millimeter heben, mit so wenig Bewegung im Rumpf wie möglich (▶ **Abb. 12.30b**, ▶ **Abb. 12.30c**). Besonders wichtig: keine Bewegung in der Lordose. 3–4 ruhige, natürliche Atemzüge so bleiben, auf die andere Seite wechseln.

Wiederholung/Zeit: 1–2-mal.

Besonderes: Unbedingt die leichte Neigung nach vorne durchführen und die Lordose beibehalten.

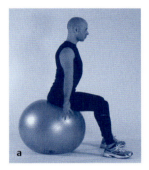 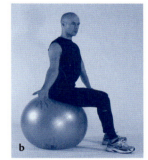 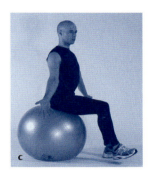

▶ **Abb. 12.30** Oberkörper rotieren.

12.5.2 Übung 2

Ausgangsposition: Auf dem Ball mit gestützter Lordose, Arme vor dem Brustkorb verschränkt (▶ **Abb. 12.31a**).

Bewegung: Mit stabiler Lordose während des Einatmens den Oberkörper nach hinten sinken lassen, dann ausatmen, die Bauchdecke nach innen ziehen und den Oberkörper heben (▶ **Abb. 12.31b**, ▶ **Abb. 12.31c**), jeder Bewegungsweg sollte 4 s dauern.

Wiederholung/Zeit: 1 Serie à 4–12-mal.

Besonderes: Am Schluss können oben Endkontraktionen durchgeführt werden, mit Atmung.

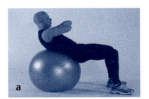 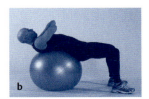 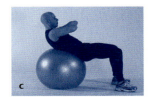

▶ **Abb. 12.31** Oberkörper senken und heben.

12.5.3 Übung 3

Ausgangsposition: Auf dem Ball mit gestützter Lordose, Hände stützen leicht den Hinterkopf (▶ **Abb. 12.32a**).

Bewegung: Mit stabiler Lordose während des Einatmens den Oberkörper nach hinten sinken lassen, dann ausatmen, die Bauchdecke nach innen ziehen und den Oberkörper heben (▶ **Abb. 12.32b**), jeder Bewegungsweg sollte 4 s dauern.

Wiederholung/Zeit: 1 Serie à 4–12-mal.

Besonderes: Am Schluss können oben Endkontraktionen durchgeführt werden. Die Übung darf so lange durchgeführt werden, wie der Bauch nach innen arbeitet und man regelmäßig atmen kann.

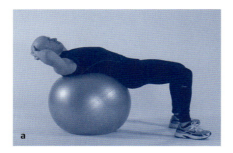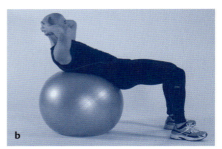

▶ **Abb. 12.32** Oberkörper heben mit gestütztem Hinterkopf.

12.5.4 Übung 4

Ausgangsposition: In aufrechter Körperhaltung positionieren, Oberkörper nach vorne geneigt (▶ **Abb. 12.33a**).

Bewegung: Den Beckenboden heben, den M. transversus vom Schambein her sanft nach innen ziehen, anschließend langsam (4 s) nach vorne rollen, und zwar so weit, wie die Lordose absolut ruhig gehalten werden kann (▶ **Abb. 12.33b**, ▶ **Abb. 12.33c**), 4 s bleiben, atmen und innerhalb von 4 s zurückrollen. Entspannen.

Wiederholung/Zeit: Je nach Core-Kraft 2–3 Wiederholungen.

Besonderes: Die Lordose muss absolut ruhig gehalten werden, Schultern unten lassen.

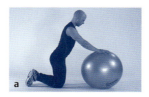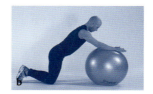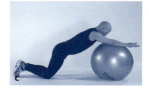

▶ **Abb. 12.33** Am Ball, gestreckt.

12.5.5 Übung 5 – Mobilisation der Wirbelsäule

Ausgangsposition: Vierfüßlerstand (▶ **Abb. 12.34a**).

Bewegung: Mobilisation, große Beugung, große Streckung (▶ **Abb. 12.34b**).

Wiederholung/Zeit: 2–4-mal.

Besonderes: Diese Mobilisation eignet sich auch als Bewegungspause zwischen den Übungen, immer im Vierfüßlerstand und nicht im Stehen.

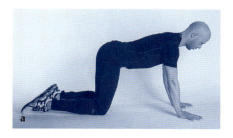 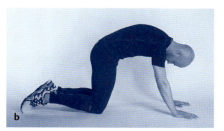

▶ **Abb. 12.34** Große Beugung, große Streckung.

12.5.6 Übung 6 – Core-Ansteuerung

Ausgangsposition: Vierfüßlerstand (▶ **Abb. 12.35a**).

Bewegung: Core-Ansteuerung, „Liftfahren" mit dem Bauch, die Bauchdecke kontrolliert langsam tief sinken lassen, anschließend langsam so hoch heben wie möglich, Bauch oben halten und 3–4 Atemzüge weiteratmen, dann die Knie wenige Millimeter vom Boden abheben (▶ **Abb. 12.35b**, ▶ **Abb. 12.35c**, ▶ **Abb. 12.35d**), die Wirbelsäule absolut ruhig in der Lordose halten, atmen.

Wiederholung/Zeit: 2-mal.

Besonderes: Die Wirbelsäule muss ganz ruhig gehalten werden. Schultern weg von den Ohren, Schultern stabil. Der Körperschwerpunkt kann etwas nach hinten in Richtung Füße verlagert werden, dann sind Schultergürtel und Hände entlastet.

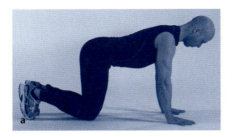
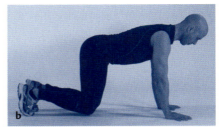
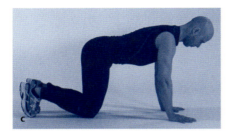
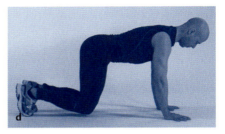

▶ **Abb. 12.35** „Liftfahren" und Knie abheben.

12.5.7 Übung 7

Ausgangsposition: Wie oben (▶ **Abb. 12.35a**), die Knie wenige Millimeter vom Boden abgehoben (▶ **Abb. 12.36a**).

Bewegung: Langsam mit den Füßen nach hinten wandern (▶ **Abb. 12.36b**, ▶ **Abb. 12.36c**, ▶ **Abb. 12.36d**). Der Körper bleibt so ruhig wie möglich, die Füße heben sich nur wenige Millimeter vom Boden ab, jeder Weg sollte 30–40 s dauern.

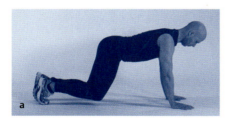
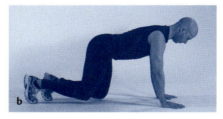
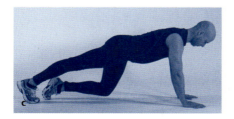
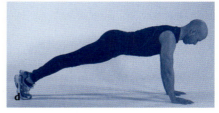

▶ **Abb. 12.36** Mit den Füßen nach hinten wandern.

Wiederholung/Zeit: 1–2-mal.

Besonderes: Schultern weg von den Ohren, Schultern stabil. Der Körperschwerpunkt kann etwas nach hinten in Richtung Füße verlagert werden, dann sind Schultergürtel und Hände entlastet.

12.5.8 Übung 8

Als Entspannungspositionen zwischen den Übungen, am Schluss des Programms sowie während des Tages eignen sich diese beiden Positionen (▶ **Abb. 12.37**) ausgezeichnet.

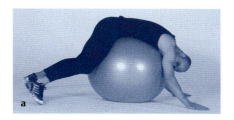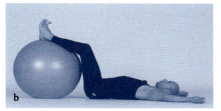

▶ **Abb. 12.37** Entspannungspositionen.

12.6
Core-Ansteuerung nach der Geburt – Level I

Die Übungen sind hier mit einem Mann dargestellt. Da das Core-System bei Männern und Frauen gleich funktioniert, braucht das niemanden zu erstaunen. Nach Schwangerschaft und Geburt geht es darum, das Core-System (Beckenboden, M. transversus, Mm. multifidi und Zwerchfell) wieder zurück in seine eigentliche Funktion zu bringen.

Das erste Training, das unmittelbar nach der Geburt beginnen kann, stellt die reine Ansteuerung des Beckenbodens und des M. transversus abdominis dar. Diese beiden Muskeln müssen wieder gut funktionieren. Während der 2–3-monatigen Zeit der Ansteuerung kann sich die Linea alba schließen, und der Körper wird langsam für globale Bauchmuskelübungen bereit.

Für die Ansteuerungsübungen sollte man sich Zeit lassen, bis der Bauch wieder nach innen funktionieren kann.

12.6.1 Übung 1

Ausgangsposition: Rückenlage, neutrales Becken, Lordose gewählt und eingestellt (▶ Abb. 12.38).

Bewegung: Die Aufmerksamkeit in den Beckenbodenbereich bringen, die Körperöffnungen schließen und die jetzt spürbare Muskulatur nach innen, in den Beckenraum hineinziehen. Die Spannung halten, 3–4-mal natürlich atmen (10–15 s), sodass sich die Bauchdecke bewegt, dann die Beckenbodenaktivität wieder loslassen. Diese Ansteuerung 3-mal wiederholen, dann den Beckenboden ansteuern und nach innen ziehen und bei einer nächsten Ausatmung vom Schambein her sanft, sehr sanft die Bauch-decke leicht nach innen ziehen und mit dieser Muskelaktivität des M. transversus 3–4-mal natürlich atmen, sodass sich die Bauchdecke bewegt. Dann die Muskelaktivität des M. transversus wieder loslassen.

Wiederholung/Zeit: 3-mal via Beckenboden, 3-mal via M. transversus.

Besonderes: Wenn man während der Aktivität des M. transversus das Gefühl für den Beckenboden verliert oder ihn vergisst, macht das gar nichts, man zieht ihn einfach von Zeit zu Zeit wieder nach innen. Man kann mit dieser Übung sogar bereits im Wo-chenbett beginnen, wenn sich dies gut anfühlt.

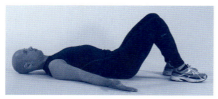

▶ **Abb. 12.38** Beckenbodenaktivität und M. trans-versus.

12.6.2 Übung 2

Ausgangsposition: Wie oben, Übungsaufbau ebenfalls (▶ **Abb. 12.38**). Um mehr Aus-dauerkraft im Beckenboden zu erhalten, wird die Übung verlängert und erschwert.

Bewegung: Der Aufbau erfolgt wie in Übung 1. Wenn man den M. transversus akti-viert hat und mit einer sanften Muskelspannung atmet, wird bei einer Ausatmung ein Fuß wenige Millimeter abgehoben (▶ **Abb. 12.39**). Den Fuß 10–15 s in der Luft lassen, atmen. Mit einem achtsamen Übergang auf die andere Seite wechseln.

Wiederholung/Zeit: Die ganze Übung 2–4-mal durchführen. Ideal ist es, die Übung nicht zu lange (koordinative Ermüdung), sondern mehrmals pro Tag 2–4-mal aus-zuführen.

Besonderes: Übung 1 und 2 mehrere Wochen lang durchführen, bis sich wieder ein sicheres Beckenboden- und Bauchgefühl einstellt.

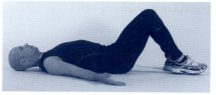

▶ **Abb. 12.39** Beckenbodenaktivität und M. trans-versus mit Fußanheben.

12.6.3 Übung 3

Ausgangsposition: Unterarmstand, Lordose eingestellt, Kopf eingerichtet (▶ Abb. 12.40).

Bewegung: Core-Ansteuerung, „Liftfahren mit dem Bauch", die Bauchdecke kontrolliert langsam tief sinken lassen, anschließend langsam so hoch heben wie möglich, Bauch oben halten und 3–4 Atemzüge weiteratmen, dann die Aufmerksamkeit in den Beckenbodenbereich bringen, die Körperöffnungen schließen und die jetzt spürbare Muskulatur nach innen, in den Beckenraum hineinziehen, die Spannung halten, 3–4-mal natürlich atmen (10–15 s), dann die Beckenbodenaktivität wieder loslassen.

Wiederholung/Zeit: Beide Ansteuerungen 2-mal.

Besonderes: Da das Becken bei dieser Übung höher steht als der Schultergürtel, ist der Beckenboden entlastet. Es kann gut sein, dass man in beiden Ansteuerungen Beckenboden und Bauch gleichzeitig spürt. Das ist normal und gut, die Muskulatur „arbeitet im Team".

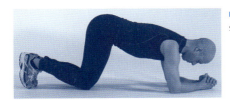

▶ **Abb. 12.40** Beckenbodenarbeit im Unterarmstand.

12.6.4 Übung 4

Ausgangsposition: Unterarmstand, Lordose eingestellt, Schultern weg von den Ohren, Kopf eingerichtet (▶ Abb. 12.41a).

Bewegung: Core-Ansteuerung, „Liftfahren mit dem Bauch", die Bauchdecke kontrolliert langsam tief sinken lassen, anschließend die Körperöffnungen schließen, nach innen ziehen, Bauchdecke langsam so hoch heben wie möglich, Bauch oben halten und 3–4 Atemzüge weiteratmen. Dann die Knie wenige Millimeter vom Boden abheben (▶ Abb. 12.41b), die Wirbelsäule absolut ruhig in der Lordose halten, atmen.

Wiederholung/Zeit: 2-mal, die abgehobene Position Tag für Tag verlängern.

Besonderes: Die Wirbelsäule muss ganz ruhig gehalten werden.

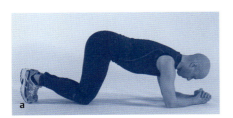 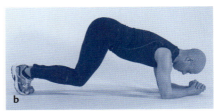

▶ **Abb. 12.41** Unterarmstand mit abgehobenen Knien.

12.6.5 Übung 5

Ausgangsposition: Vierfüßlerstand, Schultern weg von den Ohren (▶ **Abb. 12.42a**).

Bewegung: Core-Ansteuerung, „Liftfahren mit dem Bauch", die Bauchdecke kontrolliert langsam tief sinken lassen, anschließend langsam so hoch heben wie möglich, Bauch oben halten und 3–4 Atemzüge weiteratmen (▶ **Abb. 12.42b**, ▶ **Abb. 12.42c**). Dann die Aufmerksamkeit in den Beckenbodenbereich bringen, die Körperöffnungen schließen und die jetzt spürbare Muskulatur nach innen, in den Beckenraum hineinziehen, die Spannung halten, 3–4-mal natürlich atmen (10–15 s), dann die Beckenbodenaktivität wieder loslassen.

Wiederholung/Zeit: Beide Ansteuerungen 2-mal.

Besonderes: Der Vierfüßlerstand ist für den Beckenboden bereits eine etwas größere Herausforderung und für die Bauchmuskulatur (flacher Bauch) etwas idealer als der Unterarmstand.

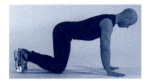 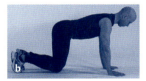 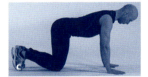

▶ **Abb. 12.42** Beckenbodenaktivität im Vierfüßlerstand.

12.6.6 Übung 6

Ausgangsposition: Vierfüßlerstand, Schultern weg von den Ohren (▶ **Abb. 12.43a**).

Bewegung: Aufbau wie oben, anschließend die Knie wenige Millimeter vom Boden abheben (▶ **Abb. 12.43b**), die Wirbelsäule absolut ruhig in der Lordose halten, atmen.

Wiederholung/Zeit: Die Dauer des Abhebens von Tag zu Tag verlängern.

Besonderes: Die Wirbelsäule muss ganz ruhig gehalten werden. Schultern weg von den Ohren, Schultern stabil. Der Körperschwerpunkt kann etwas nach hinten in Richtung Füße verlagert werden, dann sind Schultergürtel und Hände entlastet. Man kann, je nach Vorliebe, die Übung 5 oder Übung 6 wählen, man braucht nicht beide Varianten ausführen.

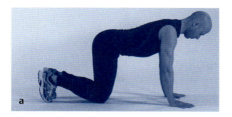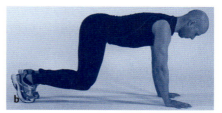

▶ **Abb. 12.43** Vierfüßlerstand und Knie anheben.

12.6.7 Übung 7

Ausgangsposition: Nach vorne geneigt, abgestützt auf einer Sitzfläche, das kann auch ein Stuhl oder ein Sofa sein – hier gezeigt am Ball. Auf eine intensive Längsspannung achten, Brustbein gehoben (▶ **Abb. 12.44**).

Bewegung: Core-Ansteuerung, „Liftfahren mit dem Bauch", die Bauchdecke kontrolliert langsam tief sinken lassen, dann die Aufmerksamkeit in den Beckenbodenbereich bringen, die Körperöffnungen schließen und die jetzt spürbare Muskulatur nach innen, in den Beckenraum hineinziehen, anschließend die Bauchdecke langsam so hoch heben wie möglich, Bauch oben halten, die Spannung halten, 3–4-mal natürlich atmen (10–15 s), dann die Beckenbodenaktivität wieder loslassen.

Wiederholung/Zeit: 2–3-mal.

Besonderes: Je stärker das Bauch-Core-System ist, desto weiter von der Unterstützungsfläche entfernt kann man seine Knie stellen (längerer Hebel). Diese Übung eignet sich ausgezeichnet dazu, in kurzer Zeit mehrmals pro Tag das Core-System zu wecken.

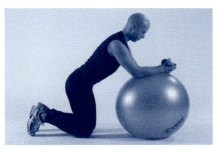

▶ **Abb. 12.44** Beckenbodenübung im Kniestand.

12.6.8 Übung 8

Ausgangsposition: Sitzen auf einem Ball oder Stuhl, das Becken ist etwas höher positioniert als die Knie. Auf oder wenig vor den Sitzbeinhöckern sitzen, der Oberkörper ist in intensiver Längsspannung leicht nach vorne geneigt (▶ **Abb. 12.45**).

Bewegung: Die Aufmerksamkeit in den Beckenbodenbereich bringen, die Körperöffnungen schließen und nach oben ziehen, die Spannung halten, 3–4-mal ruhig atmen, sodass sich der Bauch bewegt.

Wiederholung/Zeit: 2–3-mal.

Besonderes: Diese Übung eignet sich ausgezeichnet dazu, in kurzer Zeit mehrmals pro Tag das Core-System zu wecken.

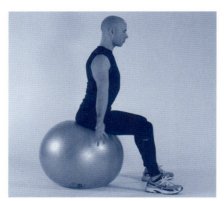

▶ **Abb. 12.45** Beckenbodenübung im Sitzen.

12.7
Von Core zu Bauch nach der Geburt – Level II

Man sollte erst in dieses Aufbauprogramm gehen, wenn
• man seinen Beckenboden deutlich ansteuern kann,
• der M. transversus nach innen arbeitet und man gleichzeitig atmen kann,
• die Linea alba wieder maximal 1 cm breit ist.

Für die Reorganisation des Core-Systems sollte man sich Zeit lassen, sonst könnte es gut sein, dass der Bauch in Zukunft nach außen anstatt nach innen arbeitet, was bedauerlich und gesundheitsbelastend wäre.

12.7.1 Übung 1

Ausgangsposition: Rückenlage, neutrales Becken, Lordose gewählt und eingestellt (▶ Abb. 12.46a).

Bewegung: Die Aufmerksamkeit in den Beckenbodenbereich bringen, die Körperöffnungen schließen und die jetzt spürbare Muskulatur nach innen, in den Beckenraum hineinziehen. Dann sanft, während der Ausatmung, vom Schambein her die Bauchdecke leicht nach innen ziehen und mit dieser Muskelaktivität des M. transversus 3–4-mal natürlich atmen, sodass sich die Bauchdecke bewegt. Anschließend die Konzentration in den M. transversus bringen und während der Ausatmung einen Fuß wenige Millimeter vom Boden abheben – ohne auch nur die kleinste Bewegung in der Lordose und im Becken (▶ **Abb. 12.46b**). In einem weichen Übergang den Fuß hinstellen und mit einer nächsten Ausatmung den anderen Fuß heben, atmen, entspannen.

Wiederholung/Zeit: 2-mal.

Besonderes: Auch nach Erlernen von Übung 4 und 5 Level I (▶ **Abb. 12.41**, ▶ **Abb. 12.42**) und deren guter Ausführung ist es besonders nach einer Rückenepisode wichtig, die Übung immer wieder durchzuführen, um ein gutes motorisches Muster auszubilden.

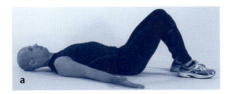 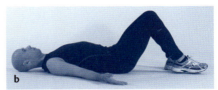

▶ **Abb. 12.46** Beckenbodenaufbau in Rückenlage.

12.7.2 Übung 2

Ausgangsposition: Rückenlage, Lordose einnehmen, Bauchdecken nach innen ziehen (▶ **Abb. 12.47a**).

Bewegung: Langsam (4 s pro Weg) während der Ausatmung abwechselnd eine Ferse Richtung Boden senken, solange die Lordose gehalten werden kann und der Bauch nach innen arbeitet. Gegebenenfalls mit halbem Weg starten (▶ **Abb. 12.47b**).

Wiederholung/Zeit: 2-mal 4–12 Wiederholungen.

Besonderes: Die Bauchdecke darf sich beim Einatmen leicht nach außen bewegen, beim Ausatmen muss sie sich nach innen bewegen.

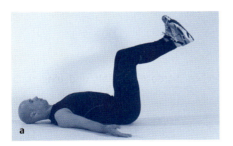 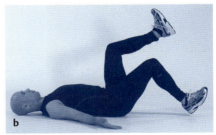

▶ **Abb. 12.47** Rückenlage mit erhobenen Beinen.

12.7.3 Übung 3

Bewegung: Langsam (4 s pro Weg) während der Ausatmung abwechselnd eine Ferse zum Boden senken (▶ Abb. 12.48a), dann mit der nächsten Ausatmung die Ferse weg-schieben und die Bauchdecke nach innen ziehen (▶ Abb. 12.48b, ▶ Abb. 12.48c).

Wiederholung/Zeit: 1–3-mal 4–12 Wiederholungen.

Besonderes: Diese Übung sollte erst ausgeführt werden, wenn Übung 2 gut beherrscht wird. Die Bauchdecke darf sich beim Einatmen leicht nach außen bewegen, beim Aus-atmen muss sie sich nach innen bewegen.

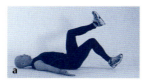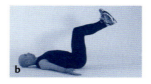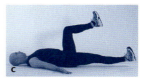

▶ **Abb. 12.48** Rückenlage mit erhobenen Beinen, Ferse wegschieben.

12.7.4 Übung 4 – Core-Ansteuerung im Unterarmstand

Ausgangsposition: Unterarmstand, Schultern weg von den Ohren (▶ Abb. 12.49).

Bewegung: Core-Ansteuerung, die Bauchdecke langsam nach unten sinken lassen, Be-ckenboden aktivieren und heben, dann Bauchdecke langsam nach oben ziehen, die Bauchdecke oben halten und weiteratmen, 3–4 Atemzüge.

Wiederholung/Zeit: 1–3 Wiederholungen.

Besonderes: Zur Entspannung große Mobilisationen der Wirbelsäule durchführen.

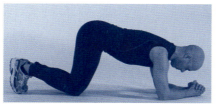

▶ **Abb. 12.49** Core-Ansteuerung im Unterarm-stand.

12.7.5 Übung 5

Ausgangsposition: Unterarmstand (► **Abb. 12.50a**).

Bewegung: Aufbau über die bekannte Core-Ansteuerung, anschließend die Knie wenige Millimeter vom Boden abheben (► **Abb. 12.50b**), 3–4 Atemzüge, Knie wieder hinstellen. Dann Knie abheben und langsam und so stabil wie möglich mit den Füßen nach hinten in eine Langbankposition wandern (► **Abb. 12.50c**, ► **Abb. 12.50d**). 3–4 Atemzüge bleiben mit aktiver Streckung im Rumpf und gut platziertem Schultergürtel. Während der ganzen Übung muss die Lordose gehalten bleiben.

Wiederholung/Zeit: 1–2-mal langsam mit guter Atmung.

Besonderes: Zur Entspannung im Vierfüßlerstand die Wirbelsäule mobilisieren.

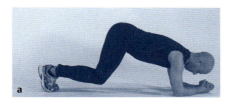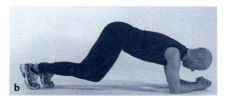
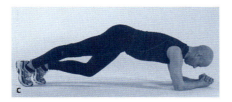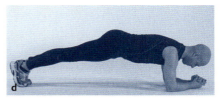

► **Abb. 12.50** Unterarmstand bis Langbankposition.

12.7.6 Übung 6

Ausgangsposition: Nach vorne geneigt, abgestützt auf einer Sitzfläche, das kann auch ein Stuhl oder ein Sofa sein – hier gezeigt am Ball. Auf eine intensive Längsspannung achten, Brustbein gehoben (► **Abb. 12.51a**).

Bewegung: Core-Ansteuerung, „Liftfahren mit dem Bauch", die Bauchdecke kontrolliert langsam tief sinken lassen, dann die Aufmerksamkeit in den Beckenbodenbereich bringen, die Körperöffnungen schließen und die jetzt spürbare Muskulatur nach innen, in den Beckenraum hineinziehen. Anschließend die Bauchdecke langsam so hoch heben wie möglich, Bauch oben halten, die Spannung halten, 3–4-mal natürlich atmen (10–15 s), dann zurückbewegen und die Beckenbodenaktivität wieder entspannen.

Wiederholung/Zeit: 2–3-mal.

Besonderes: Bei den Wiederholungen rollt man jedes Mal etwas weiter nach vorne, um den Hebel zu verlängern (▶ **Abb. 12.51b**). Wenn man keinen Ball hat, die Knie weiter nach hinten stellen.

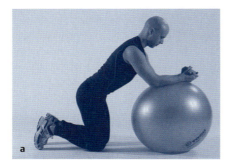 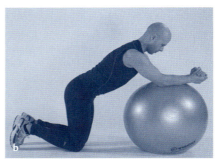

▶ **Abb. 12.51** Beckenbodenübung im Kniestand.

12.7.7 **Übung 7**

Ausgangsposition: Sitzen auf einem Ball oder Stuhl, Becken neutral (auf oder 2 mm vor den Sitzbeinhöckern) mit lang gezogener Lordose in einer leichten Neigung nach vorne (▶ **Abb. 12.52a**).

Bewegung: Brustbein heben, viel Längsspannung aufbauen, den Beckenboden heben, den M. transversus vom Schambein her sanft nach innen ziehen, einen Fuß wenige Millimeter heben, mit so wenig Bewegung im Rumpf wie möglich. Besonders wichtig: keine Bewegung in der Lordose. 3–4 ruhige, natürliche Atemzüge bleiben, auf die andere Seite wechseln (▶ **Abb. 12.52b**).

Wiederholung/Zeit: 1–2-mal.

Besonderes: Die leichte Neigung nach vorne und die Lordose sind unbedingt beizubehalten. Die Übung eignet sich wunderbar als Bewegungspause zwischen alltäglichen Arbeiten. Sie verbessert nicht nur die Beckenboden- und Core-Muskulatur, sondern optimiert auch die Körperhaltung.

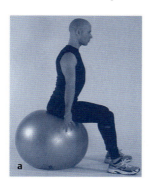 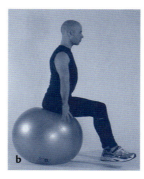

▶ **Abb. 12.52** Beckenboden-übung im Sitzen.

12.7.8 Übung 8

Ausgangsposition: Sitzen auf einem Ball oder Stuhl, Becken neutral (auf oder 2 mm vor den Sitzbeinhöckern) mit lang gezogener Lordose in einer leichten Neigung nach vorne (▶ **Abb. 12.53a**).

Bewegung: Brustbein heben, viel Längsspannung aufbauen, den Beckenboden heben, den M. transversus vom Schambein her sanft nach innen ziehen, den Oberkörper zu einem Knie rotieren (▶ **Abb. 12.53b**), dann einen Fuß wenige Millimeter heben (▶ **Abb. 12.53c**), mit so wenig Bewegung im Rumpf wie möglich. Besonders wichtig: keine Bewegung in der Lordose. 3–4 ruhige, natürliche Atemzüge bleiben, auf die andere Seite wechseln.

Wiederholung/Zeit: 1–2-mal.

Besonderes: Die leichte Neigung nach vorne und die Lordose sind unbedingt beizubehalten. Die Übung eignet sich wunderbar als Bewegungspause zwischen alltäglichen Arbeiten. Sie verbessert nicht nur die Beckenboden- und Core-Muskulatur, sondern optimiert auch die Körperhaltung.

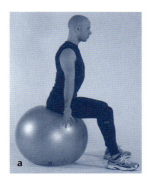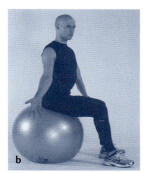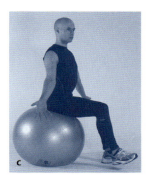

▶ **Abb. 12.53** Beckenbodenübung mit gedrehtem Oberkörper.

12.8
Work-out mit dem großen Ball – Level I

12.8.1 Übung 1 – Core-Ansteuerung

Ausgangsposition: Sitzen auf einem Ball, Becken neutral (auf oder 2 mm vor den Sitzbeinhöckern) mit lang gezogener Lordose in einer leichten Neigung nach vorne (▶ **Abb. 12.54a**).

Bewegung: Brustbein heben, viel Längsspannung aufbauen, den Beckenboden heben, den M. transversus vom Schambein her sanft nach innen ziehen, einen Fuß wenige Millimeter heben, mit so wenig Bewegung im Rumpf wie möglich (▶ **Abb. 12.54b**). Besonders wichtig: keine Bewegung in der Lordose. 3–4 ruhige, natürliche Atemzüge bleiben, auf die andere Seite wechseln.

Wiederholung/Zeit: 1–2-mal.

Besonderes: Die leichte Neigung nach vorne und die Lordose sind unbedingt beizube-halten.

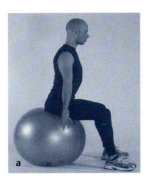 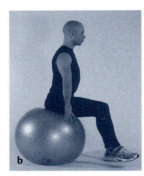

▶ **Abb. 12.54** Core-Ansteue-rung.

12.8.2 Übung 2

Ausgangsposition: Sitzen auf einem Ball, Becken neutral (auf oder 2 mm vor den Sitz-beinhöckern) mit lang gezogener Lordose in einer leichten Neigung nach vorne (▶ **Abb. 12.55a**).

Bewegung: Brustbein heben, viel Längsspannung aufbauen, den Beckenboden heben, den M. transversus vom Schambein her sanft nach innen ziehen, den Oberkörper rotie-ren, bis zur Knieebene, dann einen Fuß wenige Millimeter heben, mit so wenig Bewe-gung im Rumpf wie möglich (▶ **Abb. 12.55b**, ▶ **Abb. 12.55c**). Besonders wichtig: keine Bewegung in der Lordose. 3–4 ruhige, natürliche Atemzüge bleiben, auf die andere Sei-te wechseln.

Wiederholung/Zeit: 1–2-mal.

Besonderes: Die leichte Neigung nach vorne und die Lordose sind unbedingt beizube-halten.

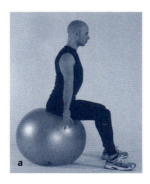 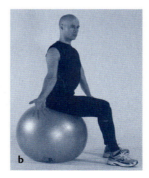 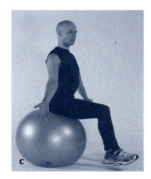

▶ **Abb. 12.55** Oberkörper rotieren.

12.8.3 Übung 3

Ausgangsposition: Auf dem Ball mit gestützter Lordose, Arme vor dem Brustkorb verschränkt (▶ **Abb. 12.56a**).

Bewegung: Mit stabiler Lordose während des Einatmens den Oberkörper nach hinten sinken lassen, dann während der Ausatmung die Bauchdecke nach innen ziehen und den Oberkörper heben (▶ **Abb. 12.56b**, ▶ **Abb. 12.56c**), jeder Bewegungsweg sollte 4 s dauern.

Wiederholung/Zeit: 1 Serie à 4–12-mal.

Besonderes: Am Schluss können oben Endkontraktionen durchgeführt werden, mit Atmung. Der Kopf darf mit einer Hand gestützt werden.

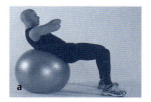 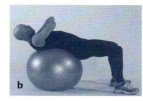 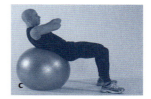

▶ **Abb. 12.56** Oberkörper senken und heben.

12.8.4 Übung 4

Ausgangsposition: Auf dem Ball mit gestützter Lordose, Hände stützen leicht den Hinterkopf (▶ **Abb. 12.57a**).

Bewegung: Mit stabiler Lordose während des Einatmens den Oberkörper nach hinten sinken lassen (▶ **Abb. 12.57b**), dann während der Ausatmung die Bauchdecke nach innen ziehen und den Oberkörper heben, jeder Bewegungsweg sollte 4 s dauern.

Wiederholung/Zeit: 1 Serie à 4–12-mal.

Besonderes: Am Schluss können oben Endkontraktionen durchgeführt werden. Die Übung darf so lange durchgeführt werden, wie der Bauch nach innen arbeitet und man regelmäßig atmen kann.

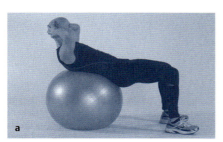 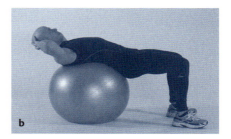

▶ **Abb. 12.57** Oberkörper senken und heben mit gestütztem Kopf.

12.8.5 Übung 5

Ausgangsposition: Auf dem Ball mit gestützter Lordose, Hände stützen leicht den Hinterkopf (▶ **Abb. 12.58a**).

Bewegung: Mit stabiler Lordose während des Einatmens den Oberkörper nach hinten sinken lassen, dann während der Ausatmung die Bauchdecke nach innen ziehen und den Oberkörper diagonal heben (▶ **Abb. 12.58b**, ▶ **Abb. 12.58c**), jeder Bewegungsweg sollte 4 s dauern.

Wiederholung/Zeit: 1 Serie à 4–12-mal pro Seite.

Besonderes: Am Schluss kann Übung 3 wiederholt werden (▶ **Abb. 12.56**). Die Übung darf so lange durchgeführt werden, wie der Bauch nach innen arbeitet und man regelmäßig atmen kann.

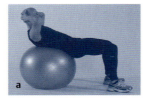 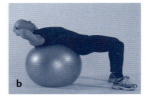 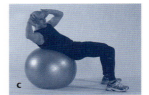

▶ **Abb. 12.58** Oberkörper diagonal heben.

12.8.6 Übung 6

Ausgangsposition: Vor dem Ball in aufrechter Haltung mit viel Längsspannung knien (▶ **Abb. 12.59a**).

Bewegung: Core-Ansteuerung, Beckenboden heben, Unterbauch nach innen ziehen, 3–4-mal natürlich atmen, anschließend etwas nach vorne rollen, 3–4-mal ruhig und langsam atmen und gegebenenfalls den Hebel nochmals verlängern (▶ **Abb. 12.59b**), entspannen (▶ **Abb. 12.59c**).

Wiederholung/Zeit: Je nach Core-Kraft 2–3 Wiederholungen.

Besonderes: Die Lordose muss absolut ruhig gehalten werden.

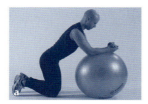 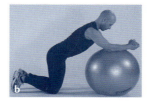 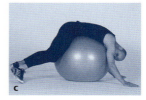

▶ **Abb. 12.59** Beckenbodenaktivität am Ball.

12.8.7 Übung 7 – Rektus-Zug

Ausgangsposition: Neutrale Körperhaltung, stabile Längsspannung, Schultern replatziert (▶ **Abb. 12.60a**).

Bewegung: Core-Ansteuerung, dann den Ball an das Becken heranziehen und wieder wegschieben (▶ **Abb. 12.60b**), jeder Bewegungsweg sollte 4 s dauern.

Wiederholung/Zeit: 3–4-mal.

Besonderes: Schultern replatziert lassen, den Boden mit den Händen kraftvoll wegschieben.

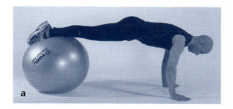 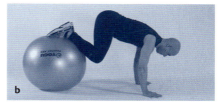

▶ **Abb. 12.60** Rektus-Zug.

12.8.8 Übung 8 – Crunches mit Gewicht

Ausgangsposition: Auf dem Ball mit gestützter Lordose, angepasstes, herausforderndes Gewicht vor dem Brustkorb (▶ **Abb. 12.61a**).

Bewegung: Mit stabiler Lordose während des Einatmens den Oberkörper nach hinten sinken lassen (▶ **Abb. 12.61a**), dann während der Ausatmung die Bauchdecke nach innen ziehen und den Oberkörper in einen starCrunch heben (▶ **Abb. 12.61b**), das Gewicht nach oben schieben (▶ **Abb. 12.61c**), dann das Gewicht zurück zum Brustkorb senken und wieder kontrolliert in die Extension (▶ **Abb. 12.61d**). Langsame Bewegungen, jeder Bewegungsweg kann bis 4 s dauern.

Wiederholung/Zeit: 1 Serie à 4–12-mal, bis zur maximalen Ermüdung.

Besonderes: Die Übung darf so lange durchgeführt werden, wie der Bauch nach innen arbeitet und man regelmäßig atmen kann.

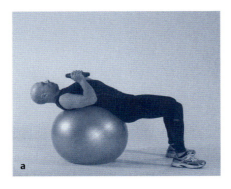
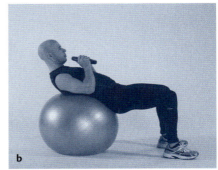
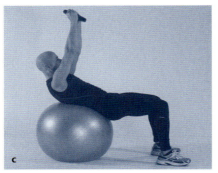
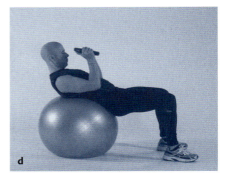

▶ **Abb. 12.61** Crunches mit Gewicht auf dem Ball.

12.8.9 Übung 9 – Entspannung

Zur Entspannung zwischen den Übungen, am Schluss des Programms sowie während des Tages eignen sich diese beiden Positionen ausgezeichnet (▶ **Abb. 12.62**).

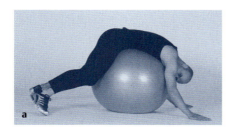
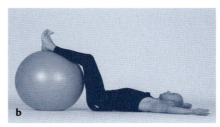

▶ **Abb. 12.62** Entspannung.

12.9

Work-out mit dem großen Ball – Level II

12.9.1 Übung 1 – Core-Ansteuerung

Ausgangsposition: Sitzen auf einem Ball, Becken neutral (auf oder 2 mm vor den Sitzbeinhöckern) mit lang gezogener Lordose in einer leichten Neigung nach vorne (► **Abb. 12.63a**).

Bewegung: Brustbein heben, viel Längsspannung aufbauen, den Beckenboden heben, den M. transversus vom Schambein her sanft nach innen ziehen, einen Fuß wenige Millimeter heben, mit so wenig Bewegung im Rumpf wie möglich (► **Abb. 12.63b**). Besonders wichtig: keine Bewegung in der Lordose. 3–4 ruhige, natürliche Atemzüge bleiben, auf die andere Seite wechseln.

Wiederholung/Zeit: 1–2-mal.

Besonderes: Die leichte Neigung nach vorne und die Lordose sind unbedingt beizubehalten.

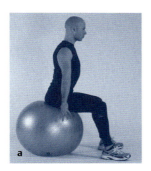 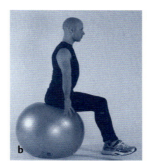

► **Abb. 12.63** Core-Ansteuerung.

12.9.2 Übung 2

Ausgangsposition: Sitzen auf einem Ball, Becken neutral (auf oder 2 mm vor den Sitzbeinhöckern) mit lang gezogener Lordose in einer leichten Neigung nach vorne (► **Abb. 12.64a**).

Bewegung: Brustbein heben, viel Längsspannung aufbauen, den Beckenboden heben, den M. transversus vom Schambein her sanft nach innen ziehen, den Oberkörper rotieren, bis zur Knieebene, dann einen Fuß wenige Millimeter heben, mit so wenig Bewegung im Rumpf wie möglich (► **Abb. 12.64b**, ► **Abb. 12.64c**). Besonders wichtig: keine Bewegung in der Lordose. 3–4 ruhige, natürliche Atemzüge bleiben, auf die andere Seite wechseln.

Wiederholung/Zeit: 1–2-mal.

Besonderes: Die leichte Neigung nach vorne und die Lordose sind unbedingt beizubehalten.

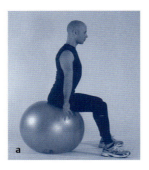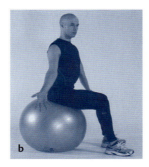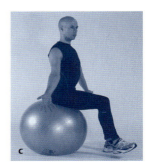

▶ **Abb. 12.64** Auf dem Ball Oberkörper rotieren.

12.9.3 Übung 3

Ausgangsposition: Auf dem Ball mit gestützter Lordose, Hände stützen leicht den Hinterkopf (▶ **Abb. 12.65a**).

Bewegung: Mit stabiler Lordose während des Einatmens den Oberkörper nach hinten sinken lassen (▶ **Abb. 12.65b**), dann während der Ausatmung die Bauchdecke nach innen ziehen und den Oberkörper heben, jeder Bewegungsweg sollte 4 s dauern.

Wiederholung/Zeit: 1 Serie à 4–12-mal.

Besonderes: Am Schluss können oben Endkontraktionen durchgeführt werden. Die Übung darf so lange durchgeführt werden, wie der Bauch nach innen arbeitet und man regelmäßig atmen kann.

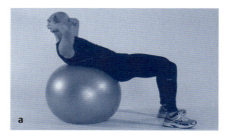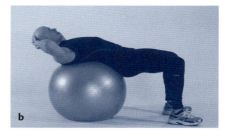

▶ **Abb. 12.65** Oberkörper senken und heben auf dem Ball.

12.9.4 Übung 4

Ausgangsposition: Auf dem Ball mit gestützter Lordose, Hände stützen leicht den Hinterkopf (▶ **Abb. 12.66a**).

Bewegung: Mit stabiler Lordose während des Einatmens den Oberkörper nach hinten sinken lassen, dann während der Ausatmung die Bauchdecke nach innen ziehen und den Oberkörper diagonal heben (▶ **Abb. 12.66b**, ▶ **Abb. 12.66c**), jeder Bewegungsweg sollte 4 s dauern.

Wiederholung/Zeit: 1 Serie à 4–12-mal pro Seite.

Besonderes: Am Schluss kann Übung 3 wiederholt werden. Die Übung darf so lange durchgeführt werden, wie der Bauch nach innen arbeitet und man regelmäßig atmen kann.

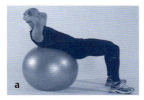 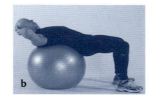 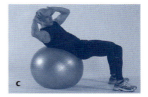

▶ **Abb. 12.66** Oberkörper diagonal heben.

12.9.5 Übung 5

Ausgangsposition: In aufrechter Körperhaltung, nach vorne geneigt (▶ **Abb. 12.67a**).

Bewegung: Den Beckenboden heben, den M. transversus vom Schambein her sanft nach innen ziehen, anschließend langsam, in 4 s, nach vorne rollen, und zwar so weit, wie die Lordose absolut ruhig gehalten werden kann (▶ **Abb. 12.67b**, ▶ **Abb. 12.67c**), 4 s bleiben, atmen und innerhalb von 4 s zurückrollen. Entspannen (▶ **Abb. 12.67d**).

Wiederholung/Zeit: Je nach Core-Kraft 3–4 Wiederholungen, entspannen.

Besonderes: Die Lordose muss absolut ruhig gehalten werden, Schultern unten lassen.

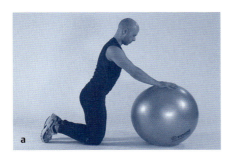 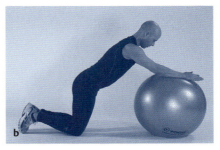

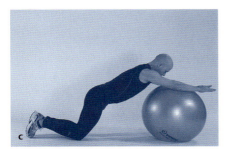 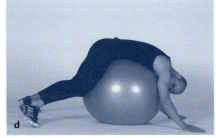

▶ **Abb. 12.67** Nach vorne rollen.

12.9.6   Übung 6 – Rektus-Zug

Ausgangsposition: Neutrale Körperhaltung, stabile Längsspannung, Schultern replatziert (▶ **Abb. 12.68a**).

Bewegung: Core-Ansteuerung, dann den Ball an das Becken heranziehen und wieder wegschieben (▶ **Abb. 12.68b**), jeder Bewegungsweg sollte 4 s dauern. Als Variante kann man aus der Ausgangsposition (▶ **Abb. 12.68c**), nach der Core-Ansteuerung, den Ball an das Becken heran und die Knie zur Seite ziehen und wieder wegschieben (▶ **Abb. 12.68d**).

Wiederholung/Zeit: 2–4-mal.

Besonderes: Schultern replatziert lassen, den Boden mit den Händen kraftvoll wegschieben.

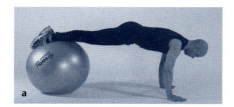 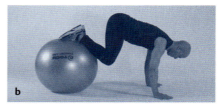

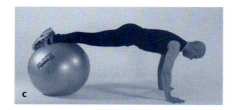 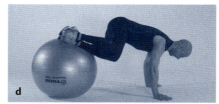

▶ **Abb. 12.68** Rektus-Zug auf dem Ball.

12.9.7   Übung 7 – Crunches mit Gewicht

Ausgangsposition: Auf dem Ball mit gestützter Lordose, angepasstes, herausforderndes Gewicht vor dem Brustkorb (▶ **Abb. 12.69a**).

Bewegung: Mit stabiler Lordose während des Einatmens den Oberkörper nach hinten sinken lassen (▶ **Abb. 12.69b**), dann während der Ausatmung die Bauchdecke nach innen ziehen und den Oberkörper in einen starCrunch heben (▶ **Abb. 12.69c**), das Gewicht nach oben schieben (▶ **Abb. 12.69d**), Oberkörper und Gewicht bei der nächsten Ausatmung kontrolliert in die Extension bringen (▶ **Abb. 12.69e**), Oberkörper und Gewicht mit der nächsten Ausatmung wieder heben (▶ **Abb. 12.69f**) und dann das Gewicht zurück zum Brustkorb nehmen (▶ **Abb. 12.69g**). Langsame Bewegungen, jeder Bewegungsweg kann bis 4 s dauern.

Wiederholung/Zeit: 1 Serie à 4–12-mal, bis zur maximalen Ermüdung.

Besonderes: Die Übung darf so lange durchgeführt werden, wie der Bauch nach innen arbeitet und man regelmäßig atmen kann.

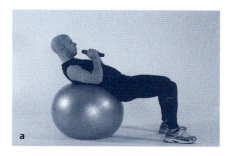
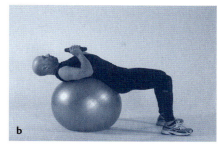
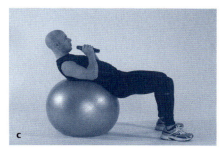
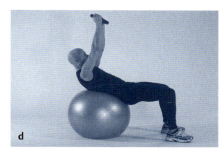
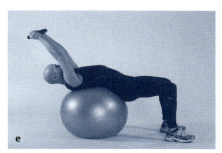
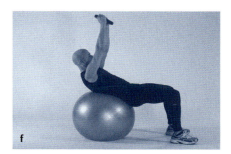
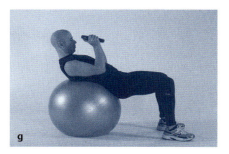

▶ **Abb. 12.69** Crunches mit Gewicht auf dem Ball.

12.9.8 Übung 8 – Obliquen-Rollen

Ausgangsposition: Der Schultergürtel liegt auf dem Ball, der Rumpf ist in einer neutralen Position, der Stab dient zur Bewegungskontrolle (▶ **Abb. 12.70a**).

Bewegung: Core-Ansteuerung, Beckenboden und M. transversus nach innen, dann mit kleinen Schritten so weit wie möglich zur Seite wandern. Zurück zur Mitte wandern und auf die andere Seite wechseln (▶ **Abb. 12.70b**, ▶ **Abb. 12.70c**, ▶ **Abb. 12.70d**).

Wiederholung/Zeit: 2–3-mal pro Seite.

Besonderes: Der Stab soll parallel zum Boden ausgerichtet sein, es darf keine Rotation oder Seitneigung entstehen.

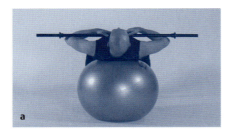 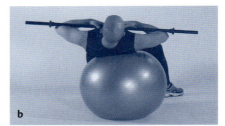
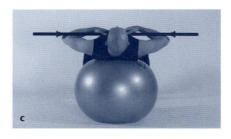 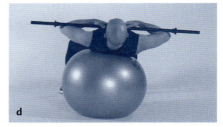

▶ **Abb. 12.70** Obliquen-Rollen.

12.9.9 Übung 9 – Entspannung

Zur Entspannung zwischen den Übungen, am Schluss des Programms sowie während des Tages eignen sich diese beiden Positionen ausgezeichnet (▶ **Abb. 12.71**).

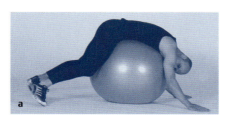 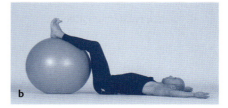

▶ **Abb. 12.71** Entspannung auf dem Ball.

12.10
Work-out mit dem Dynair-A – Level I

12.10.1 Übung 1 – stabile Core-Ansteuerung

Ausgangsposition: Rückenlage, neutrales Becken, Lordose gewählt und eingestellt (▶ Abb. 12.72a).

Bewegung: Die Aufmerksamkeit in den Beckenbodenbereich bringen, die Körperöffnungen schließen und die jetzt spürbare Muskulatur nach innen, in den Beckenraum hineinziehen. Dann sanft, während der Ausatmung, vom Schambein her die Bauchdecke leicht nach innen ziehen und mit dieser Muskelaktivität des M. transversus 3–4-mal natürlich atmen, sodass sich die Bauchdecke bewegt. Anschließend die Konzentration in den M. transversus bringen und während der Ausatmung einen Fuß wenige Millimeter vom Boden abheben, ohne auch nur die kleinste Bewegung in der Lordose und im Becken (▶ Abb. 12.72b). In einem weichen Übergang den Fuß hinstellen und mit einer nächsten Ausatmung den anderen Fuß heben, 3–4-mal atmen, entspannen.

Wiederholung/Zeit: 2-mal.

Besonderes: Auch wenn man Übung 1 (▶ Abb. 12.72) gelernt hat und gut ausführen kann, ist es besonders nach einer Rückenepisode wichtig, die Übung immer wieder durchzuführen, um ein gutes motorisches Muster aufzubauen.

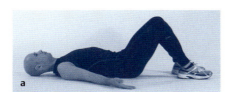 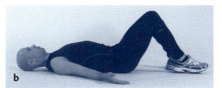

▶ **Abb. 12.72** Stabile Core-Ansteuerung.

12.10.2 Übung 2

Ausgangsposition: Rückenlage, Lordose einnehmen, Bauchdecke sanft nach innen ziehen (▶ Abb. 12.73a).

Bewegung: Langsam (4 s pro Weg) während der Ausatmung abwechselnd eine Ferse Richtung Boden senken (▶ Abb. 12.73b), solange die Lordose gehalten werden kann und der Bauch nach innen arbeitet.

Wiederholung/Zeit: 2-mal 4–12 Wiederholungen.

Besonderes: Die Bauchdecke darf sich beim Einatmen leicht nach außen bewegen, beim Ausatmen muss sie sich nach innen bewegen.

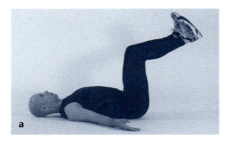
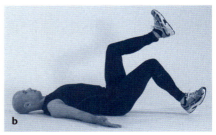

▶ **Abb. 12.73** Ferse Richtung Boden senken.

12.10.3 Übung 3

Ausgangsposition: Wie Übung 2 (▶ **Abb. 12.73a**, ▶ **Abb. 12.74a**).

Bewegung: Langsam (4 s pro Weg) während der Ausatmung abwechselnd eine Ferse zum Boden senken (▶ **Abb. 12.74b**), dann mit der nächsten Ausatmung die Ferse wegschieben und die Bauchdecke nach innen ziehen (▶ **Abb. 12.74c**).

Wiederholung/Zeit: 1–3-mal 4–12 Wiederholungen.

Besonderes: Diese Übung erst ausführen, wenn Übung 2 gut beherrscht wird. Die Bauchdecke darf sich beim Einatmen leicht nach außen bewegen, beim Ausatmen muss sie sich nach innen bewegen.

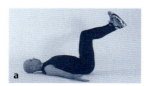
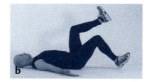
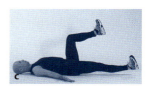

▶ **Abb. 12.74** Ferse wegschieben.

12.10.4 Übung 4 – Core Ansteuerung mit dem Dynair-A

Wird das Dynair-A in der 3er-Kissen-Formation benutzt (▶ **Abb. 12.75a**), dann kommen das Becken, der Schultergürtel und der Kopf auf je ein Kissen (▶ **Abb. 12.75b**). Das bedeutet besonders für Kopf und HWS Entlastung und Wohlbefinden, weil der Kopf gut in die Körperlängsachse eingeordnet werden kann.

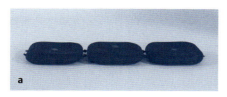
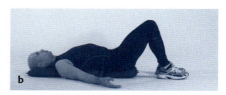

▶ **Abb. 12.75** Das Dynair-A.

Ausgangsposition: Core-Aufbau, genauso wie stabile Grundübung (▶ Abb. 12.72). Neutrale Position auf dem Dynair-A einnehmen (▶ Abb. 12.76a).

Bewegung: Beckenboden und/oder M. transversus sanft aktivieren, nach innen ziehen und natürlich weiteratmen, inklusive Bauchatmung 1–3-mal. Anschließend während einer Ausatmung einen Fuß wenige Millimeter heben (▶ Abb. 12.76b), atmen und mit so wenig Bewegung im Rumpf wie möglich wechseln und den anderen Fuß heben.

Wiederholung/Zeit: 1–2-mal.

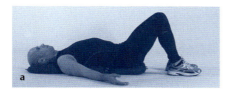 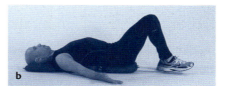

▶ **Abb. 12.76** Core-Ansteuerung mit dem Dynair-A.

12.10.5 Übung 5

Ausgangsposition: Ein Bein in die 90/90/90°-Position bringen, sich sehr gut stabilisieren (▶ Abb. 12.77a).

Bewegung: Während einer Ausatmung den anderen Fuß wenige Millimeter vom Boden abheben, dort halten (▶ Abb. 12.77b), natürlich atmen, immer bei der Ausatmung den M. transversus konzentrisch ansteuern. Das 2. Bein in die 90/90/90°-Position bringen, die Füße einzeln auf den Boden stellen und die Übung über die andere Seite aufbauen.

Wiederholung/Zeit: Auf jeder Seite 1-mal.

Besonderes: Dass jetzt mehr globale Muskulatur arbeitet, ist normal, da sie unterstützend aktiv ist.

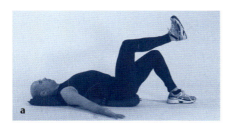 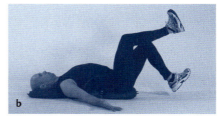

▶ **Abb. 12.77** 90/90/90°-Position.

12.10.6 Übung 6

Ausgangsposition: Beine in 90/90/90°-Position bringen, Lordose einstellen, Core ansteuern (▶ **Abb. 12.78a**).

Bewegung: Mit der Ausatmung den M. transversus nach innen ziehen und gleichzeitig abwechselnd eine Ferse zum Boden senken (Fersendips, ▶ **Abb. 12.78b**).

Wiederholung/Zeit: 1–2 Serien à 4–12-mal.

Besonderes: Die Lordose muss so ruhig wie möglich gehalten werden.

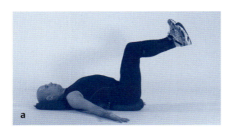 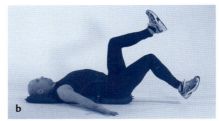

▶ **Abb. 12.78** Fersendips.

12.10.7 Übung 7 – Dynair-A gefaltet unter BWS

Das Dynair-A wird so gefaltet, dass der Rumpf höher liegt als das Becken (▶ **Abb. 12.79**), der höchste Punkt liegt mittig unter der BWS. So werden der Bewegungsweg und der Trainingsreiz für den M. rectus abdominis größer.

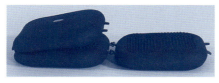

▶ **Abb. 12.79** Dynair-A gefaltet unter BWS.

Ausgangsposition: Das Becken neutral und stabil einstellen, Core ansteuern und dann den Rumpf in eine Streckung bringen (▶ **Abb. 12.80a**).

Bewegung: Von hier aus in die starCrunches gehen, mit der Ausatmung den Oberkörper heben (▶ **Abb. 12.80b**), die Bewegung erfolgt so groß wie möglich, bei stabilem Becken und konzentrischem M. transversus.

Wiederholung/Zeit: 12–18 Wiederholungen.

Besonderes: Am Schluss können Endkontraktionen ausgeführt werden.

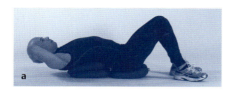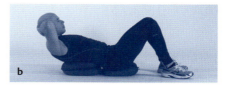

▶ **Abb. 12.80** starCrunches auf dem Dynair-A.

12.10.8 Übung 8

Ausgangsposition: Das Becken neutral und stabil einstellen, Core ansteuern, ein Bein strecken und dann den Rumpf in eine Streckung bringen (▶ **Abb. 12.81a**).

Bewegung: Von hier aus in die starCrunches gehen, mit der Ausatmung den Oberkörper heben, die Bewegung erfolgt so groß wie möglich, bei stabilem Becken und konzentrischem M. transversus (▶ **Abb. 12.81b**).

Wiederholung/Zeit: 8–16 Wiederholungen auf beiden Seiten.

Besonderes: Am Schluss können Endkontraktionen ausgeführt werden.

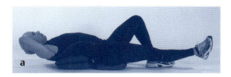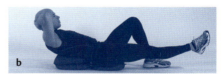

▶ **Abb. 12.81** starCrunches mit gestrecktem Bein.

12.10.9 Übung 9 – Dynair-A gefaltet unter dem Becken

Das Dynair-A wird so gefaltet, dass das Becken höher liegt als der Rumpf (▶ **Abb. 12.82**), das verlangt mehr Stabilitätskontrolle und ermöglicht einen größeren Bewegungsweg im Hüftgelenk.

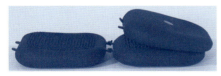

▶ **Abb. 12.82** Dynair-A gefaltet unter dem Becken.

Ausgangsposition: Becken auf dem doppelten Dynair-A, Beine in 90/90/90°-Position, Lordose einstellen (▶ **Abb. 12.83a**).

Bewegung: Core ansteuern, anschließend beim Ausatmen ein Bein strecken (▶ **Abb. 12.83b**).

Wiederholung/Zeit: 2–4-mal.

Besonderes: Diese Übung dient zur Vorbereitung der Beckenstabilität für eine große und maximale Beinbewegung.

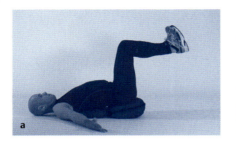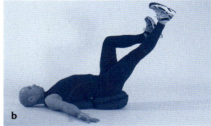

▶ **Abb. 12.83** Bein strecken auf dem gefalteten Dynair-A.

12.10.10 Übung 10

Ausgangsposition: Becken auf dem doppelten Dynair-A, Beine in 90/90/90°-Position, Lordose einstellen (▶ **Abb. 12.84a**).

Bewegung: Core ansteuern, anschließend beim Ausatmen ein Bein strecken und senken (▶ **Abb. 12.84b**).

Wiederholung/Zeit: 8–12-mal.

Besonderes: Diese Übungsversion darf nur durchgeführt werden, wenn der M. transversus gut und kraftvoll konzentrisch arbeiten und die Lordose sicher stabilisiert werden kann.

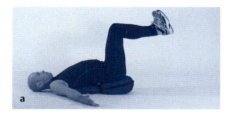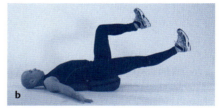

▶ **Abb. 12.84** Bein strecken und senken.

12.10.11 Übung 11 – Core-Ansteuerung im Unterarmstand

Ergänzend zu den Übungen mit dem Dynair-A empfehle ich diese Übung aus dem Unterarmstand.

Ausgangsposition: Unterarmstand, Schultern weg von den Ohren (▶ **Abb. 12.85**).

Bewegung: Die Bauchdecke langsam nach unten sinken lassen und langsam nach oben ziehen, die Bauchdecke oben halten und weiteratmen, 3–4 Atemzüge.

Wiederholung/Zeit: 1–3 Wiederholungen.

Besonderes: Zur Entspannung große Mobilisationen der Wirbelsäule durchführen.

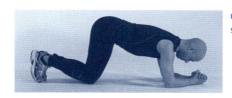

▶ **Abb. 12.85** Core-Ansteuerung im Unterarm-stand.

12.10.12 **Übung 12**

Ausgangsposition: Unterarmstand (▶ **Abb. 12.86a**).

Bewegung: Aufbau über Core, anschließend die Knie wenige Millimeter vom Boden abheben (▶ **Abb. 12.86b**), 3–4 Atemzüge, Knie wieder hinstellen. Dann Knie abheben (▶ **Abb. 12.86c**) und langsam und so stabil wie möglich mit den Füßen nach hinten in eine Langbankposition wandern (▶ **Abb. 12.86d**, ▶ **Abb. 12.86e**, ▶ **Abb. 12.86f**). 3–4 Atem-züge bleiben, mit aktiver Streckung im Rumpf und gut platziertem Schultergürtel. Während der ganzen Übung muss die Lordose gehalten bleiben.

Wiederholung/Zeit: 1–2-mal langsam mit guter Atmung.

Besonderes: Zur Entspannung im Vierfüßlerstand die Wirbelsäule mobilisieren. Ent-spannen in Bauch- oder Rückenlage auf dem Boden oder auch auf dem Dynair-A.

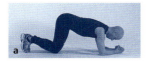
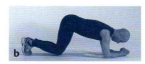
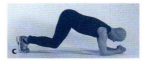
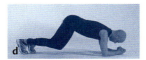
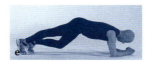
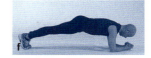

▶ **Abb. 12.86** Vom Unterarmstand in die Langbankposition.

12.11
Work-out mit dem Dynair-A – Level II

12.11.1 **Übung 1 – stabile Core-Ansteuerung**

Ausgangsposition: Rückenlage, neutrales Becken, Lordose gewählt und eingestellt (▶ **Abb. 12.87a**).

Bewegung: Die Aufmerksamkeit in den Beckenbodenbereich bringen, die Körperöff-nungen schließen und die jetzt spürbare Muskulatur nach innen, in den Beckenraum hineinziehen. Dann sanft, während der Ausatmung, vom Schambein her die Bauch-decke leicht nach innen ziehen und mit dieser Muskelaktivität des M. transversus 3–4-

mal natürlich atmen, sodass sich die Bauchdecke bewegt. Anschließend die Konzentration in den M. transversus bringen und während der Ausatmung einen Fuß wenige Millimeter vom Boden abheben – ohne auch nur die kleinste Bewegung in der Lordose und im Becken (▶ **Abb. 12.87b**). In einem weichen Übergang den Fuß hinstellen und mit einer nächsten Ausatmung den anderen Fuß heben, 3–4-mal atmen, entspannen.

Wiederholung/Zeit: 2-mal.

Besonderes: Auch wenn man Übung 1 (▶ **Abb. 12.87**) gelernt hat und gut beherrscht, ist es besonders nach einer Rückenepisode wichtig, die Übung immer wieder durchzuführen, um ein gutes motorisches Muster aufzubauen.

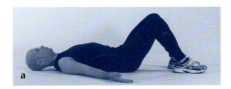 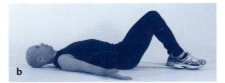

▶ **Abb. 12.87** Stabile Core-Ansteuerung.

12.11.2 Übung 2

Ausgangsposition: Rückenlage, Lordose einnehmen, Bauchdecke sanft nach innen ziehen (▶ **Abb. 12.88a**).

Bewegung: Langsam (4 s pro Weg) während der Ausatmung abwechselnd eine Ferse Richtung Boden senken, solange die Lordose gehalten werden kann und der Bauch nach innen arbeitet (▶ **Abb. 12.88b**).

Wiederholung/Zeit: 1-mal 4–12 Wiederholungen.

Besonderes: Die Bauchdecke darf sich beim Einatmen leicht nach außen bewegen, beim Ausatmen muss sie sich nach innen bewegen.

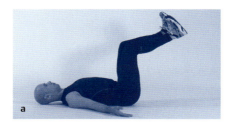 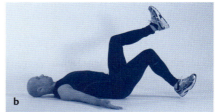

▶ **Abb. 12.88** Ferse Richtung Boden senken.

12.11.3 Übung 3

Ausgangsposition: Rückenlage, Lordose einnehmen, Bauchdecke sanft nach innen ziehen (▶ **Abb. 12.89a**).

Bewegung: Langsam (4 s pro Weg) während der Ausatmung abwechselnd eine Ferse zum Boden senken, dann mit der nächsten Ausatmung die Ferse wegschieben und die Bauchdecke nach innen ziehen (▶ **Abb. 12.89b**, ▶ **Abb. 12.89c**).

Wiederholung/Zeit: 1–2-mal 4–12 Wiederholungen.

Besonderes: Diese Übung sollte erst ausgeführt werden, wenn Übung 2 (▶ **Abb. 12.88**) gut beherrscht wird. Die Bauchdecke darf sich beim Einatmen leicht nach außen bewegen, beim Ausatmen muss sie sich nach innen bewegen.

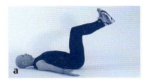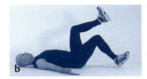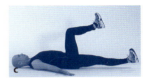

▶ **Abb. 12.89** Ferse wegschieben.

12.11.4 Übung 4 – Core Ansteuerung mit dem Dynair-A

Wird das Dynair-A in der 3er-Kissen-Formation benutzt (▶ **Abb. 12.90a**), dann kommen das Becken, der Schultergürtel und der Kopf auf je ein Kissen. Das bedeutet besonders für Kopf und HWS Entlastung und Wohlbefinden, weil der Kopf gut in die Körperlängsachse eingeordnet werden kann (▶ **Abb. 12.90b**).

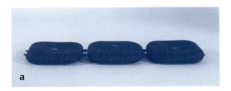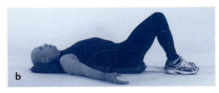

▶ **Abb. 12.90** Das Dynair-A.

Ausgangsposition: Core-Aufbau, genauso wie stabile Grundübung (▶ **Abb. 12.87**). Neutrale Position auf dem Dynair-A einnehmen (▶ **Abb. 12.91a**).

Bewegung: Beckenboden und/oder M. transversus sanft aktivieren, nach innen ziehen und natürlich weiteratmen, inklusive Bauchatmung 1–3-mal. Anschließend während einer Ausatmung einen Fuß wenige Millimeter heben (▶ **Abb. 12.91b**), atmen und mit so wenig Bewegung im Rumpf wie möglich wechseln und den anderen Fuß heben. Natürlich atmen, immer bei der Ausatmung den M. transversus konzentrisch ansteuern. Das Bein in die 90/90/90°-Position bringen, sich sehr gut stabilisieren (▶ **Abb. 12.91c**).

Während einer Ausatmung den anderen Fuß wenige Millimeter vom Boden abheben, dort halten, das 2. Bein in die 90/90/90°-Position bringen (▶ **Abb. 12.91d**). Die Füße einzeln auf den Boden stellen und die Übung über die andere Seite aufbauen.

Wiederholung/Zeit: Auf jeder Seite 1-mal.

Besonderes: Dass jetzt die globale Muskulatur intensiv arbeitet, ist normal, da sie unterstützend aktiv ist.

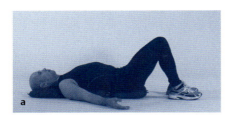 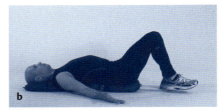

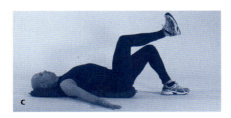 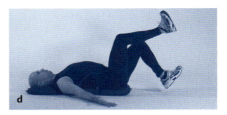

▶ **Abb. 12.91** Core-Ansteuerung mit dem Dynair-A.

12.11.5   Übung 5

Ausgangsposition: Beine in der 90/90/90°-Position, Lordose einstellen, Core ansteuern (▶ **Abb. 12.92a**).

Bewegung: Mit der Ausatmung den M. transversus nach innen ziehen und gleichzeitig abwechselnd eine Ferse zum Boden senken (Fersendips), dann Stabilität verstärken und die Ferse kraftvoll wegschieben (▶ **Abb. 12.92b**, ▶ **Abb. 12.92c**). Die Bewegungen sollen langsam sein, ca. 2–4 s pro Weg.

Wiederholung/Zeit: 1–2 Serien à 4–12-mal.

Besonderes: Die Lordose muss so ruhig wie möglich gehalten werden.

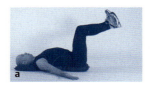 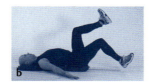 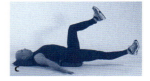

▶ **Abb. 12.92** Fersendips.

12.11.6 Übung 6

Als höchste Anforderung können ausgehend von Übung 5 starCrunches und diagonale starCrunches (▶ **Abb. 12.93**) in unterschiedlichen Tempi und unterschiedlicher Anzahl an Wiederholungen ausgeführt werden. Die Übungen dürfen so lange durchgeführt werden, wie der M. transversus konzentrisch arbeitet und die Lordose stabil gehalten werden kann.

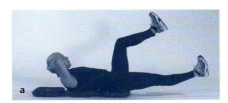
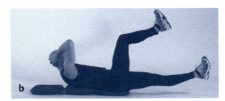

▶ **Abb. 12.93** starCrunches und diagonale starCrunches.

12.11.7 Übung 7 – Dynair-A gefaltet unter BWS

Das Dynair-A wird so gefaltet (▶ **Abb. 12.94**), dass der Rumpf höher liegt als das Becken, der höchste Punkt liegt mittig unter der BWS. So werden der Bewegungsweg und der Trainingsreiz für den M. rectus abdominis größer.

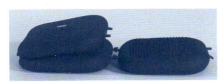

▶ **Abb. 12.94** Dynair-A gefaltet unter BWS.

Ausgangsposition: Rumpf liegt auf dem doppelt gefalteten Kissen, den Oberkörper über das Kissen strecken (▶ **Abb. 12.95a**).

Bewegung: Von hier aus in die starCrunches gehen, mit der Ausatmung den Oberkörper heben (▶ **Abb. 12.95b**), die Bewegung erfolgt so groß wie möglich, bei stabilem Becken und konzentrischem M. transversus.

Wiederholung/Zeit: 12–18 Wiederholungen.

Besonderes: Am Schluss können Endkontraktionen ausgeführt werden.

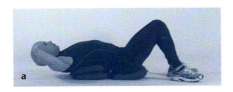
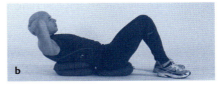

▶ **Abb. 12.95** starCrunches auf dem Dynair-A.

12.11.8 Übung 8

Ausgangsposition: Das Becken neutral und stabil einstellen, Core ansteuern, ein Bein strecken und dann den Rumpf in eine Streckung bringen (▶ **Abb. 12.96a**).

Bewegung: Von hier aus in die starCrunches gehen, mit der Ausatmung den Oberkörper heben, die Bewegung erfolgt so groß wie möglich, bei stabilem Becken und konzentrischem M. transversus (▶ **Abb. 12.96b**).

Wiederholung/Zeit: 8–16 Wiederholungen auf beiden Seiten.

Besonderes: Am Schluss können Endkontraktionen ausgeführt werden.

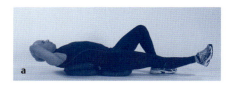 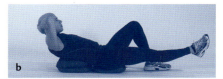

▶ **Abb. 12.96** starCrunches mit gestrecktem Bein.

12.11.9 Übung 9

Ausgangsposition: Das Becken neutral und stabil einstellen, Core ansteuern, ein Bein strecken und dann den Rumpf in eine Streckung bringen (▶ **Abb. 12.97a**).

Bewegung: Von hier diagonale starCrunches ausführen, mit der Ausatmung den Oberkörper heben, die Bewegung erfolgt so groß wie möglich, bei stabilem Becken und konzentrischem M. transversus (▶ **Abb. 12.97b**).

Wiederholung/Zeit: 8–16 Wiederholungen auf jeder Seite.

Besonderes: Am Schluss können Endkontraktionen ausgeführt werden.

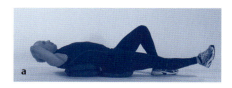 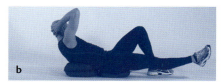

▶ **Abb. 12.97** Diagonale starCrunches.

12.11.10 Übung 10 – Dynair-A gefaltet unter dem Becken

Das Dynair-A wird so gefaltet (▶ Abb. 12.98), dass das Becken höher liegt als der Rumpf, das verlangt mehr Stabilitätskontrolle und ermöglicht einen größeren Bewegungsweg im Hüftgelenk.

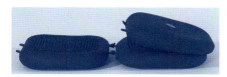

▶ **Abb. 12.98** Dynair-A gefaltet unter dem Becken.

Ausgangsposition: Becken auf dem doppelten Dynair-A, Beine in 90/90/90°-Position, Lordose einstellen (▶ **Abb. 12.99a**).

Bewegung: Core ansteuern, anschließend beim Ausatmen ein Bein strecken und senken (▶ **Abb. 12.99b**).

Wiederholung/Zeit: 8–12-mal.

Besonderes: Diese Übungsversion darf nur durchgeführt werden, wenn der M. transversus gut und kraftvoll konzentrisch arbeiten und die Lordose sicher stabilisiert werden kann.

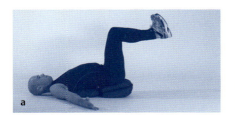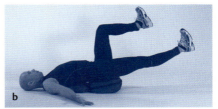

▶ **Abb. 12.99** Bein strecken und senken.

12.11.11 Übung 11

Ausgangsposition: Becken auf dem doppelten Dynair-A, Beine in 90/90/90°-Position, Lordose einstellen (▶ **Abb. 12.100a**).

Bewegung: Core ansteuern, ein Bein strecken, die Kraft des M. transversus verstärken und das Spielbein bei stabilem Becken in der größtmöglichen Streckung senken (▶ **Abb. 12.100b**, ▶ **Abb. 12.100c**).

Wiederholung/Zeit: 8–12-mal.

Besonderes: Diese Übungsversion darf nur durchgeführt werden, wenn der M. transversus gut und kraftvoll konzentrisch arbeitet und die Lordose sicher stabilisiert werden kann.

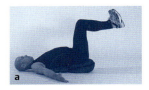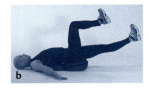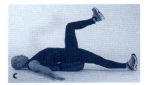

▶ **Abb. 12.100** Bein strecken und senken.

12.11.12 Übung 12 – Core-Ansteuerung im Unterarmstand

Ergänzend zu den Übungen mit dem Dynair-A empfehle ich diese Übung aus dem Unterarmstand.

Ausgangsposition: Unterarmstand (▶ Abb. 12.101a).

Bewegung: Aufbau über Core, anschließend die Knie wenige Millimeter vom Boden abheben (▶ Abb. 12.101b), 3–4 Atemzüge, Knie wieder hinstellen. Dann Knie abheben (▶ Abb. 12.101c) und langsam und so stabil wie möglich mit den Füßen nach hinten in eine Langbankposition wandern (▶ Abb. 12.101d, ▶ Abb. 12.101e, ▶ Abb. 12.101f). 3–4 Atemzüge bleiben, mit aktiver Streckung im Rumpf und gut platziertem Schulter-gürtel. Während der ganzen Übung muss die Lordose gehalten bleiben.

Wiederholung/Zeit: 1–2-mal langsam mit guter Atmung.

Besonderes: Zur Entspannung im Vierfüßlerstand die Wirbelsäule mobilisieren.

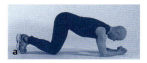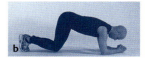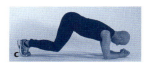
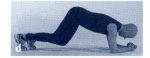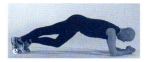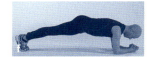

▶ **Abb. 12.101** Vom Unterarmstand in die Langbankposition.

12.11.13 **Übung 13 – Stabilisation in der Langbankposition**

Ausgangsposition: Langbank im Unterarmstand (Schlussposition Übung 12, ▶ **Abb. 12.101f**).

Bewegung: Ein Bein wenige Millimeter abheben, 2–3 Atemzüge ruhig halten, Fuß wechseln (▶ **Abb. 12.102**).

Wiederholung/Zeit: Solange die Lordose stabil gehalten werden kann, jede Seite 1–3-mal.

Besonderes: Zur Entspannung in der Bauchlage das Becken etwas schaukeln oder zurückwandern, anschließend im Vierfüßlerstand die Wirbelsäule mobilisieren.

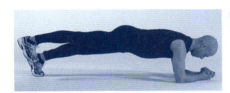

▶ **Abb. 12.102** Stabilisation in der Langbankposition.

12.11.14 **Übung 14 – höchste Anforderung**

Ausgangsposition: Langbank im Unterarmstand (▶ **Abb. 12.103a**).

Bewegung: Mit kleinen Schritten nach außen wandern (▶ **Abb. 12.103b**), als Krönung ein Bein wenige Millimeter abheben, atmen, genießen.

Wiederholung/Zeit: 1–3-mal, solange der Rumpf stabil gehalten und weiter geatmet werden kann.

Besonderes: Zur Entspannung in der Bauchlage das Becken etwas schaukeln oder zurückwandern, anschließend im Vierfüßlerstand die Wirbelsäule mobilisieren. Entspannen in Bauch- oder Rückenlage auf dem Boden oder auch auf dem Dynair-A.

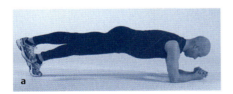 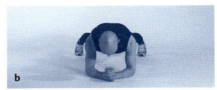

▶ **Abb. 12.103** Höchste Anforderung.

13   smartAbs-Programme

Die Beschreibung und die Umsetzungsempfehlungen für das smartAbs-Konzept finden Sie in Kap. 5.4.

Alle smartAbs-Programme können auf starOnline als Film mit Erklärungen und einem Warm-up erworben und gelernt werden (S.173). Zusätzlich stehen 2 kurze Nachdehnsequenzen zur Verfügung.

13.1

smartAbs Trainingsprogramm 1_15

Vorab erfolgt ein Aufwärmen mit Mobilisationen und leichter Herz-Kreislauf-Stimulation (verfügbar über starOnline).
Jedes Trio wird 2-mal durchgeführt.

13.1.1 Trio 1 – gerade Bauchmuskulatur

Übung: gerader Crunch

Startposition: Rückenlage, Füße auf dem Boden, Hände beim Kopf.

Bewegungsausführung: Thorax heben.

Rhythmus: 2/2.

Dauer: 2–3 Musikbogen.

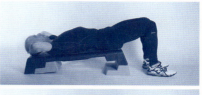

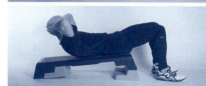

Übung: gerader Crunch

Startposition: Rückenlage, Füße auf dem Boden, Hände beim Kopf.

Bewegungsausführung: Thorax heben.

Rhythmus: 1/1.

Dauer: 2–3 Musikbogen.

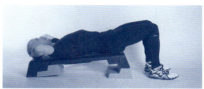

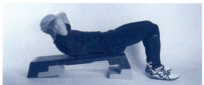

Übung: Rumpfstabilisation

Startposition: Aufrechte Sitzhaltung, Beine in der 90°-Position, Hände aufgestützt (Hände können auch auf dem Boden aufgestützt werden).

Bewegungsausführung: „Statisch" – M. transversus konzentrisch, Bauchdecke während der Ausatmung nach innen ziehen, im 2. Durchgang Fersendips.

Dauer: 1–2 Musikbogen.

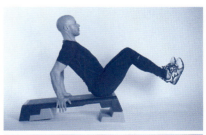

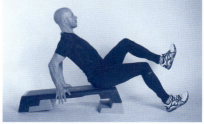

▶ **Abb. 13.1** Trio 1 – gerade Bauchmuskulatur mit schräg gestelltem Step. (© Albrecht K. Intelligentes Bauchmuskeltraining. 2. Aufl. Stuttgart: Haug; 2015)

13.1.2 Trio 2 – Rumpfstabilisation

Übung: Hill-Climber

Startposition: Liegestützposition, Handgelenke unterhalb der Schultern, Beine gestreckt, Körperlängsspannung.

Bewegungsausführung: Knie abwechselnd in Richtung Kopf ziehen.

Rhythmus: 2/2.

Dauer: 1–2 Musikbogen.

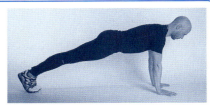

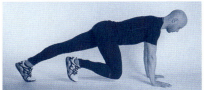

Übung: Unterarmstütz

Startposition: Unterarmstütz.

Bewegungsausführung: Rechtes und linkes Bein über die Seite in Richtung Kopf ziehen.

Rhythmus: 2/2.

Dauer: 1–2 Musikbogen.

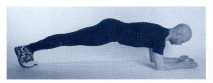

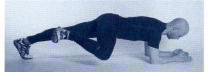

Übung: Unterarmstütz

Startposition: Unterarmstütz.

Bewegungsausführung: Rechtes und linkes Bein über die Seite in Richtung Kopf ziehen.

Rhythmus: 1/1.

Dauer: 1–2 Musikbogen.

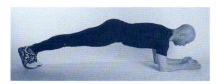

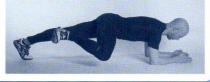

▶ **Abb. 13.2** Trio 2 – Rumpfstabilisation. (© Albrecht K. Intelligentes Bauchmuskeltraining. 2. Aufl. Stuttgart: Haug; 2015)

13.1.3 Trio 3 – gerade und schräge Bauchmuskulatur

Übung: Fersenschub

Startposition: Rückenlage, Beine in der 90°-Position, Hände beim Kopf.

Bewegungsausführung: Über den Fersenschub abwechselnd rechtes und linkes Bein strecken.

Rhythmus: 2/2.

Dauer: 2–3 Musikbogen.

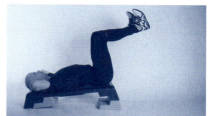

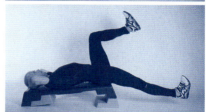

Übung: Fersenschub mit Rotation (Käfer)

Startposition: Rechts gestreckt, links in der 90°-Position, Oberkörper nach links rotiert.

Bewegungsausführung: Kontrollierte Rotation rechts, links Fersenschub, abwechselnd.

Rhythmus: 1/1.

Dauer: 2–3 Musikbogen.

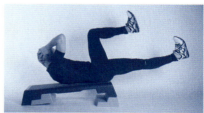

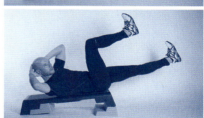

Übung: diagonaler Crunch

Startposition: Rückenlage, Füße auf dem Boden, Hände beim Kopf.

Bewegungsausführung: Im Rumpf heben und rotieren rechts/links, Beinposition bleibt.

Rhythmus: 2/2.

Dauer: 2–3 Musikbogen.

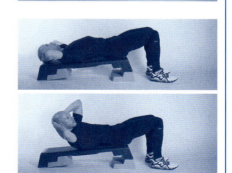

▶ **Abb. 13.3** Trio 3 – gerade und schräge Bauchmuskulatur. **Nachdehnen**: Abwechselnd Nachdehnablauf Nr. 1 oder Nr. 2 wählen (verfügbar über starOnline). **Hinweis**: Pro Quartal beim gleichen Ablauf bleiben. (© Albrecht K. Intelligentes Bauchmuskeltraining. 2. Aufl. Stuttgart: Haug; 2015)

Praxis

13.2
smartAbs Trainingsprogramm 2_15

Vorab erfolgt ein Aufwärmen mit Mobilisationen und leichter Herz-Kreislauf-Stimulation (verfügbar über starOnline).
Jedes Trio wird 2-mal durchgeführt.

13.2.1 Trio 1 – gerade und schräge Bauchmuskulatur

Übung: Crunch mit Transversus extrem

Startposition: Rückenlage, Thorax anheben, seinen Bauch anschauen, Knie 5 cm nach vorne schieben.

Bewegungsausführung: Bei der Ausatmung den Unterbauch kräftig nach innen ziehen, bei der Einatmung wenig nach außen lassen.

Rhythmus: Atemrhythmus

Dauer: 1–2 Musikbogen.

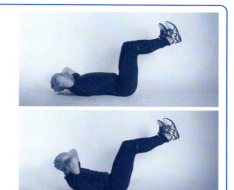

Übung: gerader Crunch

Startposition: Rückenlage, Beine in der 90°-Position, Hände beim Kopf.

Bewegungsausführung: Thorax heben.

Rhythmus: 1/1.

Dauer: 2–3 Musikbogen.

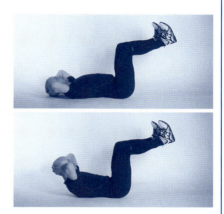

Übung: Fersenschub mit Rotation (Käfer)

Startposition: Rechts gestreckt, links in der 90°-Position, Oberkörper rotiert nach links.

Bewegungsausführung: Kontrollierte Rotation rechts, links Fersenschub, abwechselnd.

Rhythmus: 1/1.

Dauer: 2–3 Musikbogen.

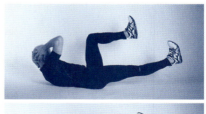

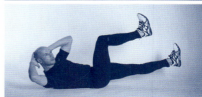

▶ **Abb. 13.4** Trio 1 – gerade und schräge Bauchmuskulatur. (© Albrecht K. Intelligentes Bauchmuskeltraining. 2. Aufl. Stuttgart: Haug; 2015)

13.2.2 Trio 2 – Rumpfstabilisation

Übung: Langbank mit Wanderung

Startposition: Langbank.

Bewegungsausführung: Millimetergehen.

Rhythmus: 1/1.

Dauer: 1–2 Musikbogen.

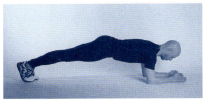

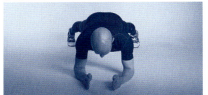

Übung: Langbank mit Kniedips

Startposition: Langbank.

Bewegungsausführung: Beide Knie gleichzeitig senken und auf die Matte dippen.

Rhythmus: 2/2.

Dauer: 1–2 Musikbogen.

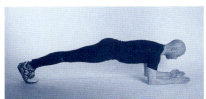

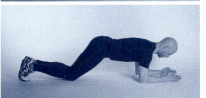

Übung: Langbank mit Wanderung in der Grätsche

Startposition: Langbank, Beine gegrätscht.

Bewegungsausführung: Millimetergehen in der Grätsche.

Rhythmus: 1/1.

Dauer: 1–2 Musikbogen.

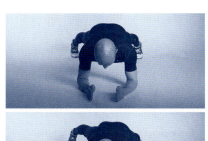

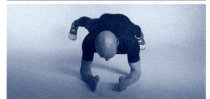

▶ **Abb. 13.5** Trio 2 – Rumpfstabilisation. (© Albrecht K. Intelligentes Bauchmuskeltraining. 2. Aufl. Stuttgart: Haug; 2015)

13.2.3 Trio 3 – gerade und schräge Bauchmuskulatur

Übung: seitliche Crunch-Variation

Startposition: Rückenlage, Beine 90°-Position leicht nach rechts abgedreht, linkes Bein über den Fersenschub ausstrecken, Hände beim Kopf.

Bewegungsausführung: Thorax heben, als Variante nach links drehen.

Rhythmus: 1/1.

Dauer: 1–2 Musikbogen.

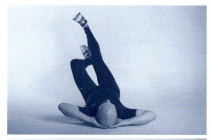

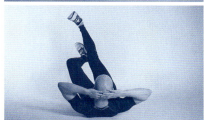

Übung: gerade Crunch-Variation

Startposition: Rückenlage, linkes Bein 90°-Position, über den Fersenschub ausstrecken, Hände beim Kopf.

Bewegungsausführung: Thorax heben.

Rhythmus: 1/1.

Dauer: 1–2 Musikbogen.

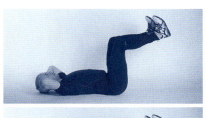

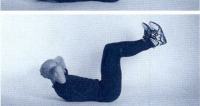

Übung: gerader Crunch

Startposition: Rückenlage, Füße auf dem Boden, Hände beim Kopf.

Bewegungsausführung: Thorax heben.

Rhythmus: 2/2.

Dauer: 2–3 Musikbogen.

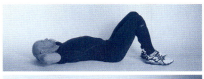

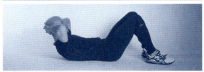

▶ **Abb. 13.6** Trio 3 – gerade und schräge Bauchmuskulatur. **Nachdehnen**: Abwechselnd Nachdehn-ablauf Nr. 1 oder Nr. 2 wählen (verfügbar über starOnline). **Hinweis**: Pro Quartal beim gleichen Ablauf bleiben. (© Albrecht K. Intelligentes Bauchmuskeltraining. 2. Aufl. Stuttgart: Haug; 2015)

13.3
smartAbs Trainingsprogramm 3_15

Vorab erfolgt ein Aufwärmen mit Mobilisationen und leichter Herz-Kreislauf-Stimulation (verfügbar über starOnline).
Jedes Trio wird 2-mal durchgeführt.

13.3.1 **Trio 1 – schräge Bauchmuskulatur**

Übung: Obliquen-Rotation

Startposition: Grätschposition, aufrechte Haltung.

Bewegungsausführung: Gewichtsverlagerung und Thoraxrotation 4-mal nach rechts, Gewicht vor Brustbein, anschließend 4-mal nach links.

Rhythmus: 2/2.

Dauer: 3–4 Musikbogen.

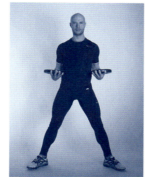 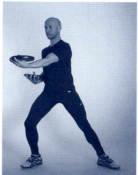

Übung: Obliquen-Rotation

Startposition: Aufrechte Haltung. Körpergewicht auf dem linken Bein.

Bewegungsausführung: Gewichtsverlagerung nach recht mit Rotation, Gewicht vor Brustbein, 4-mal nach rechts, anschließend 4-mal nach links.

Rhythmus: 2/2.

Dauer: 3–4 Musikbogen.

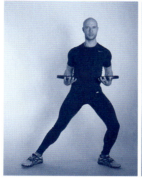 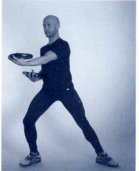

Übung: Seitstütz

Startposition: Seitstütz auf Unterarm, das Gewicht zur Decke gehoben.

Bewegungsausführung: Gewicht nach unten mit Thoraxrotation und zurück.

Rhythmus: 2/2.

Dauer: 2–3 Musikbogen.

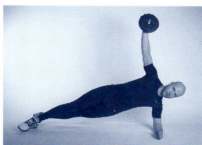

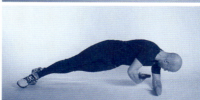

▶ **Abb. 13.7** Trio 1 – schräge Bauchmuskulatur. **Hinweis**: Aufstehen, ganzer Ablauf von vorne auf anderer Seite. (© Albrecht K. Intelligentes Bauchmuskeltraining. 2. Aufl. Stuttgart: Haug; 2015)

13.3.2 Trio 2 – Rumpfstabilisation (statisch)

Übung: starCrunches

Startposition: Rückenlage, M. transversus konzentrisch, Kopf gestützt.

Bewegungsausführung: Thorax heben und senken, Becken bleibt stabil.

Rhythmus: 2/2.

Dauer: 2–3 Musikbogen.

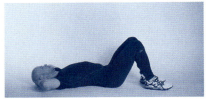
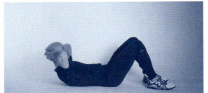

Übung: Crunch Transversus extrem

Startposition: Rückenlage, 90/90/90°-Position, Kopf gestützt.

Bewegungsausführung: Thorax heben, oben bleiben und 4-mal den M. transversus mit Ausatmung nach innen ziehen, und zurück.

Rhythmus: 2/4/2.

Dauer: 2–3 Musikbogen.

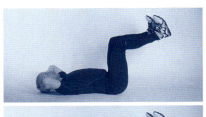
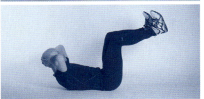

Übung: Crunch mit Knieschub

Startposition: Rückenlage, 90/90/90°-Position, Kopf gestützt.

Bewegungsausführung: Thorax heben und gleichzeitig die Knie 5 bis max. 10 cm wegschieben, anschließend Thorax und Knie zurück.

Rhythmus: 4/4.

Dauer: 2–3 Musikbogen.

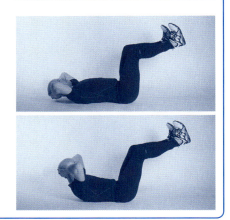

▶ **Abb. 13.8** Trio 2 – Rumpfstabilisation (statisch). (© Albrecht K. Intelligentes Bauchmuskeltraining. 2. Aufl. Stuttgart: Haug; 2015)

13.3.3 Trio 3 – gerade Bauchmuskulatur

Übung: Crunch mit Last

Startposition: Rückenlage, linkes Bein aufgestellt, rechtes Bein überkreuzt, Kopf gestützt, Gewicht Richtung Decke.

Bewegungsausführung: im Rumpf heben, Gewicht nach oben schieben mit leichter Rotation im Thorax.

Rhythmus: 2/2.

Dauer: 3–4 Musikbogen.

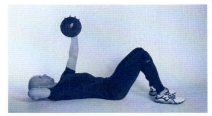
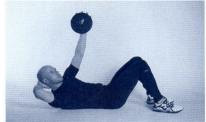

Übung: Crunch mit Hebel

Startposition: Rückenlage, 90/90/90°-Position, Arme mit Gewicht nach hinten gestreckt.

Bewegungsausführung: langsamer Fersenschub ein Bein.

Rhythmus: 4/4.

Dauer: 3–4 Musikbogen.

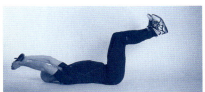
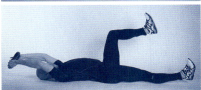

Übung: Crunch mit Hebel in Bewegung

Startposition: Rückenlage, 90/90/90°-Position, Gewicht bei Brustkorb.

Bewegungsausführung: gleichzeitig das Gewicht über den Kopf nach hinten und ein Bein in den Fersenschub führen.

Rhythmus: 2/2.

Dauer: 2–3 Musikbogen.

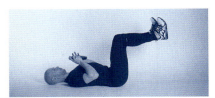
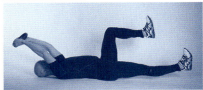

▶ **Abb. 13.9** Trio 3 – gerade Bauchmuskulatur. **Nachdehnen**: Abwechselnd Nachdehnablauf Nr. 1 oder Nr. 2 wählen (verfügbar über starOnline). **Hinweis**: Pro Quartal beim gleichen Ablauf bleiben. (© Albrecht K. Intelligentes Bauchmuskeltraining. 2. Aufl. Stuttgart: Haug; 2015)

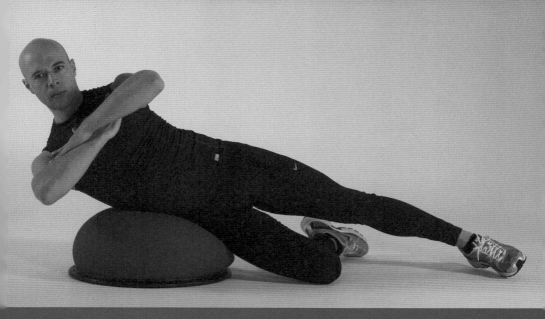

Teil 3
Anhang

14 Informationen über Kurse und Produkte

Alle Ausbildungen der star – school for training and recreation sind körperhaltungsorientiert und auf dem Konzept lokal-global aufgebaut. Informationen über die Ausbildungen und Seminare erhalten Sie unter: http://www.star-education.ch/. Die smartAbs mit Film, Warm-Up und Nachdehnen sind in der Rubrik starOnline zu finden.

Im Karl F. Haug Verlag sind folgende Bücher von Karin Albrecht erschienen:

- *Körperhaltung – Modernes Rückentraining*
- *Funktionelles Training mit dem großen Ball*
- *Stretching und Beweglichkeit, das neue Expertenhandbuch* (zusammen mit Stephan Meyer)
- *Intelligentes Bauchmuskeltraining – Übungskarten*

Alle Informationen zu Antara® sowie die Antara®-Instruktoren finden Sie unter: http://www.antara-training.ch/.

Alle Produkte können im starShop erworben werden: http://www.star-education.ch/shop/. Die im Buch verwendeten Trainingsgeräte können Sie auch in unserem starShop erwerben.

Für die sensomotorischen Zusatzreize empfehle ich die luftgefüllten Trainingsgeräte von TOGU. Alle TOGU-Produkte finden Sie unter: http://www.togu.de/.

15 Literaturverzeichnis

[1] Albrecht K. Funktionelles Training mit dem großen Ball. Stuttgart: Haug; 2007

[2] Albrecht K. Körperhaltung. Modernes Rückentraining. 3. Aufl. Stuttgart: Haug; 2013

[3] Bergmark A. Stability of the lumbar spine. Acta Orthop Scand Suppl 1989; 230: 1–54

[4] Binkowski H, Huber G. Die Wirbelsäule. Köln: Echo; 1990

[5] Bochdansky T, Laube W, Hrsg. „Physiologische Grundlagen des sensomotorischen Systems" – Struktur und Funktion, motorische Grundbausteine, Bewegungsprogrammierung, Fähigkeiten: Koordination – Kraft. Die Wirkung von Balancetraining versus Krafttraining auf die posturale Stabilität. Kompendium Sensomotorik und Rehabilitation 2001. Kongress Dresden, 07.–08.09.2001

[6] Boeckh-Behrens WU, Buskies W. Supertrainer Bauch: Die effektivsten Übungen. 5. Aufl. Reinbek: rororo; 2002

[7] Bogduk N. Klinische Anatomie von Lendenwirbelsäule und Sakrum. München: Springer; 2000

[8] Brügger A. Funktionskrankheiten des Bewegungsapparates. Kursunterlagen. Zürich: Brügger Institut; 1996

[9] Buss D. The evolution of desire. 4th edition. New York: Basic Books; 2003

[10] Cholewicki J, McGill SM, Norman RW. Lumbar spine loads during the lifting of extremely heavy weights. Med Sci Sports Exerc 1991; 23 (10): 1179–1786

[11] Comerford M. Dynamic stability and muscle balance of the lumbar spine and trunk. Kursmanual. Southampton: Kinetic Control; 2001a

[12] Comerford M. Movement dysfunction. A focus on dynamic stability and muscle balance. Kursmanual. Southampton: Kinetic Control; 2001b

[13] Comerford M. Muscle function and stability training for the exercise industry. Kursmanual. Southampton: Kinetic Control; 2001c

[14] Hamilton C. Neue Perspektiven zu Wirbelsäuleninstabilitäten. Manuelle Therapie 1997; 1: 17–24

[15] Hamilton C. LWS-Instabilität – wie erkennen und behandeln? Krankengymnastik 1998; 4: 614–622

[16] Hamilton C. Segmentale Stabilisation. Abstract Kongress SPV; 2001

[17] Hamilton C. Segmentale Stabilisation der Lendenwirbelsäule. Vortrag in Wien; 2008

[18] Hein T. Alle wollen nur das eine. Weltwoche 2003; 45. Im Internet: http://www.weltwoche.ch/ausgaben/2003–45/artikel-2003–45-alle-wollen-nur.html, Stand: 26.04.2015

[19] Hides J, Richardson C, Jull G, Davies S. Ultrasound imaging in rehabilitation. Aust J Physiother 1995; 41 (3): 187–193

[20] Hides J, Jull G, Richardson C et al. Lokale Gelenkstabilisation. Manuelle Therapie 1997; 1: 9–15

[21] Klee A. Muskuläre Balance. Die Überprüfung einer Theorie. Sportunterricht 1995; 44: 12–23

[22] Klein-Vogelbach S. Funktionelle Bewegungslehre: Therapeutische Übungen. Instruktion und Analyse. 4. Aufl. Heidelberg: Springer; 2001

[23] Knebel KP, Groos E, Herbeck B. Funktionsgymnastik. 19. Aufl. Reinbek: rororo; 1994

[24] LaBry R, Sbriccoli P, Zhou B, Solomonow M. Longer static flexion duration elicits a neuromuscular disorder in the lumbar spine. J Appl Physiol 2004; 96 (5): 2005–2015

[25] Lehman G, Story S, Mabee R. Influence of static lumbar flexion on the trunk muscles' response to sudden arm movements. Chiropr Osteopat 2005; 13: 23

[26] McGill SM, Hughson RL, Parks K. Changes in lumbar lordosis modify the role of the extensor muscles. Clin Biomech (Bristol, Avon) 2000; 15 (10): 777–780

[27] Olson M, Solomonow M, Li L. Flexion-relaxation response to gravity. Flexion-relaxation response to static lumbar flexion in males and females. Clin Biomech (Bristol, Avon) 2003; 18 (4): 273–279

[28] Panjabi MM. The stabilizing system of the spine. Part I. Function, dysfunction, adaptation, and enhancement. Part II. Neutral zone and instability hypothesis. J Spinal Disord 1992; 5 (4): 390–397

[29] Richardson C. Maintaining the health of the human of deloading the musculoskeletal system in the development of musculo-skeletal injury. J Gravit Physiol 2002; 9 (1): P7–P10

[30] Richardson C, Snijders C J, Hides J, Damen L, Pas MS, Storm J. The relation between the transverses abdominis muscles, sacroiliac joint mechanics and low back pain. Spine (Phila Pa 1976) 2002; 27 (4): 399–405

[31] Richardson C, Hodges P, Hides J. Segmentale Stabilisation im LWS- und Beckenbereich. München: Urban & Fischer/Elsevier; 2009

[32] Sahrmann S. Diagnosis and treatment of movement impairment syndromes. Oxford: Elsevier Ltd.; 2001

[33] Sapsford R. Rehabilitation of pelvic floor muscles utilizing trunk stabilization. Man Ther 2004; 9 (1): 3–12

[34] Sapsford RR, Hodges PW, Richardson CA, Cooper DH, Markwell SJ, Jull GA. Co-activation of the abdominal and pelvic floor muscles during voluntary exercises. Neurourol Urodyn 2001; 20 (1): 31–42

[35] Shin G, Mirka GA. An in vivo assessment of the low back response to prolonged flexion: Interplay between active and passive tissues. Clin Biomech (Bristol, Avon) 2007; 22 (9): 965–971

[36] Solomonow M. Ligaments: a source of work-related musculoskeletal disorders. J Electromyogr Kinesiol 2004; 14 (1): 49–60

[37] Solomonow M, Baratta RV, Banks A. Multifidus spasms elicited by prolonged lumbar flexion. Clin Biomech (Bristol, Avon) 2004; 19 (8): 769–776

[38] Stuge B, Veierod MB, Laerum E, Vøllestad N. The efficacy of a treatment focusing on specific stabilizing exercises for pelvic girdle pain after pregnancy: a two year follow-up of a randomized clinical trial. Spine (Phila Pa 1976) 2004; 29 (10): E197–E203

[39] Tsao H, Hodges PW. Immediate changes in feedforward postural adjustments following voluntary motor training. Exp Brain Res 2007; 181 (4): 537–546

[40] Tsao H, Hodges PW. Persistence of improvements in postural strategies following motor control training in people with recurrent low back pain. J Electromyogr Kinesiol 2008; 18 (4): 559–567

[41] Valerius KP, Frank A, Kolster BC. Das Muskelbuch: Anatomie, Untersuchung, Bewegung Funktionelle Darstellung der Muskeln des Bewegungsapparates. 2. Aufl. Marburg: KVM; 2006

[42] Vleeming A, Stoeckart R. The role of the pelvic girdle in coupling the spine and the legs: a clinical-anatomical perspective on pelvic stability. In: Vleeming A, ed. Movement, stability & lumbopelvic pain: integration of research and therapy. 2nd ed. New York: Churchill Livingstone/ Elsevier 2007: 114–134

[43] Vleeming A, Pool-Goudzwaard AL, Stoeckart R, van Wingerden JP, Snijders CJ. The posterior layer of the thoracolumbar fascia. Its function in load transfer from spine to legs. Spine (Phila Pa 1976) 1995; 20 (7): 753–758

[44] White AH. Back school and other conservative approaches to low back pain. St. Louis: Mosby; 1983

[45] Wiemann K. Effekte des Dehnens und die Behandlung muskulärer Dysbalancen. In: Sievers M, Hrsg. Muskelkrafttraining. Bd. 1. Kiel; 2000: 95–119

[46] Williams M, Solomonow M, Zhou BH, Baratta RV, Harris M. Multifidus spasms elicited by prolonged lumbar flexion. Spine (Phila Pa 1976) 2000; 25 (22): 2916–2924

[47] Yahia LH, Rhami S, Newman N et al. Sensory innervation of human thoracolumbar fascia. An immunohistochemical study. Acta Orthop Scand 1992; 63 (2): 195–197

[48] Youssef J, Davidson B, Zhou BH, Lu Y, Patel V, Solomonow M. Neuromuscular neutral zones response to static lumbar flexion: muscular stability compensator. Clin Biomech (Bristol, Avon) 2008; 23 (7): 870–880

starOnline
be connected - anytime

Jetzt online: Vorträge, spannendes Wissen und Übungsanalysen von Karin Albrecht!

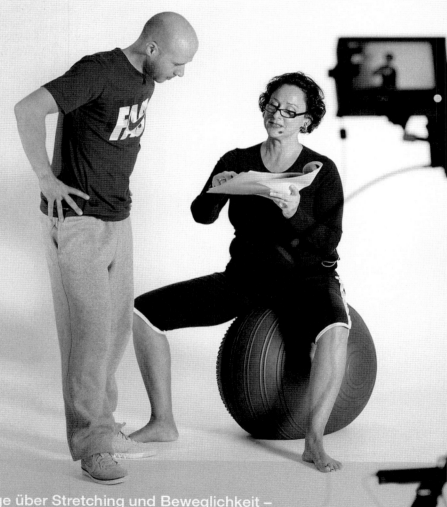

Vorträge über Stretching und Beweglichkeit – Körperhaltung – Stabilisation – Übungsanalysen und viel mehr